KISSINGEN,

SES

EAUX MINÉRALES

ET SES

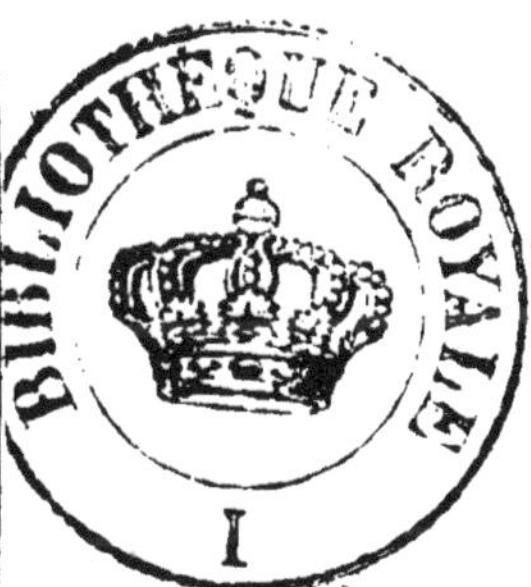

BAINS,

PAR

FR. ANTOINE BALLING,

Docteur en médecine et chirurgie, médecin aux eaux minérales de Kissingen &c

FRANCFORT SUR-LE-MEIN, 1839.

CHEZ CH JUGEL.

Avant-Propos.

Depuis quelques années bien des personnes m'avaient engagé à publier un aperçu en français sur les bains et les eaux minérales de Kissingen. Sentant moi-même la nécessité d'un pareil ouvrage et convaincu de son utilité, je me suis empressé de répondre à ces desirs, en présentant ce petit livre au Public.

J'ai suivi en général la même marche que dans mon ouvrage allemand paru il y a environ deux ans, parceque tous les jugements dont on a bien voulu l'honorer lui ont toujours été très favorables. Toutefois sans avoir l'intention de publier un traité aride de médecine, je me suis cependant attaché à donner des détails sur les propriétés de chacune des eaux minérales de Kissingen et à décrire les maladies qui sont susceptibles d'être guéries par le traitement de ces bains. J'ai rassemblé autant que possible dans ce peu de pages tous les éclaircissements desirables, de sorte que les malades y trouveront aussi bien que le médecin tout ce qui pourra leur être d'un intérêt quelconque.

J'espère que ce petit livre remplira le but que je me suis proposé, et, si, comme je le souhaite, il obtient l'assentiment du public, je m'estimerai très heureux alors d'avoir pu être utile en quelque chose aux étrangers qui fréquentent ces eaux pour leur santé, comme pour leur agrément.

Kissingen, au mois de Mai 1839.

F. A. Balling.

Table des matières.

Troisième Partie.

Quatrième Partie.

PREMIÈRE PARTIE.

I.

Caractère des environs de Kissingen.

II.

Notices historiques sur les sources minérales de Kissingen.

I.

Caractère des environs de Kissingen.

Presqu'au coeur de l'Allemagne, dans la *Basse-Franconie*, province du royaume de *Bavière*, à une distance à-peu-près égale des villes de *Wurzbourg*, de *Bamberg*, de *Meiningen*, de *Fulde*, est située *la petite ville* de *Kissingen* avec ses sources minérales rénommées et uniques dans leur genre. Elles jaillisent dans une vallée, formée par quelques-unes des dernières racines de la montagne de *Rhön*, et baignée par la *Saale franconoise* — dans une vallée qui, s'étendant du nord au sud, porte le beau caractère romantique des vallées du sud de l'Allemagne.

Les hauteurs qui la forment ne surpassent pas 600 pieds de haut, et toutes couvertes de bois touffus, et très peu seulement de bois à feuilles aciculaires. A leur pied, des champs de blé balancent leurs épis dorés, des arbres fruitiers parfument les airs du beaume de leurs fleurs, et des vignes embellissent les côteaux, et le long des deux rives de la *Saale* l'oeil rencontre partout des charmants prés, dont le beau vert est émaillé de fleurs.

Au sud de la vallée s'élèvent les ruines du château de *Bodenlaube*, au nord, en une plus grande distance,

1*

s'élèvent en forme de terrasse, les prémières traces de la montagne de Rhön jusqu'à ce qu'en une distance de 5 lieues le *Kreuzberg*, qui a une hauteur de 2810 pieds de Paris, ferme le horizon. Des moulins, des fermes, des villages se trouvent parsémés dans la vallée et la rendent vivante dans toutes les directions, mais un interêt tout particulier présente *la saline* avec ses sources d'eau salée, distante à peine d'une demi-lieue de *Kissingen.*

1) Sous le rapport de la geognosie.

La formation des montagnes prédominante des environs de *Kissingen* est composée du groupe de *grès bigarré* et de *calcaire coquillier*, qui, par la fréquence des couches de sel gemme, est plus justement désigné sous le nom de montagne de sel.

Cette formation s'étend par une grande partie de *l'Allemagne*, principalement par la *Franconie*, où, le long de la vallée du *Mein* et même au delà jusqu'à la forêt de *Thuringue*, le *grès du Keuper* et le *calcaire coquillier couvrent* le *grès bigarré.* Mais en remontant le *Spessart*, dans la direction de sud-ouest vers le nord-est, le grès bigarré se trouve couché à jour sur la largeur d'une ou de deux milles *d'Allemagne.*

La vallée de la *Saale* en forme pour la plûpart le terme vers l'est, et vers le nord-ouest ce sont les prémières traces du *Rhön*, au pied du quel le calcaire coquillier recouvre ci et là le grès bigarré.

Sur le *Rhön* même le calcaire coquillier et le grès bigarré sont entrecoupés par la *basalte.*

Les environs des *sources minérales* de *Kissingen* sont au terme d'est de cette formation; et c'est ainsi que les hauteurs à l'est et au sud sont composées de chaux, et celles à l'ouest et au nord de grès bigarré. Les montagnes calcaires n'abondent pas en restes d'animaux, outre des coquilles fossiles, on n'a demontré jusqu'à présent que peu d'autres pétrifications; le grès bigarré en contient encore bien moins. La puissance du dernier est fort considérable, car un essai qu'on à fait près du village de *Hausen,* de le forer, quoique avancé jusqu'à la profondeur de presque 600 pieds n'a pas encore percé cette couche de grès bigarré. Cette formation fournit au reste ici comme en Allemagne, en général, quantité de sources minérales, c'est ainsi que le long de la vallée de la *Saale* supérieure à commencer de *Saal* par *Neustadt* en descendant jusqu'à *Kissingen,* on voit des sources salées et acidules, tantôt séparément, tantôt en groupes percer le sol. Les sources minérales près de *Kissingen,* nommément le *Ragoczy* et le *Pandur* paraissent former l'extrémité inférieure de cette série entière, car au delà, en descendant la vallée, on n'a découvert jusqu'à présent aucune trace de sources semblables.

C'est encore un problème à résoudre, en quelle manière les volcans éteints du *Rhön* exercent l'influence sur la naissance de ces sources minérales, nommément sur leur riche contenu de gaz acide carbonique.

Pas moins problématique que le premier est le rapport d'un second groupe de sources minérales qui se trouvent sur le penchant occidental du *Rhön,* c'est-à-dire, les *sources ferrigineuses* de *Bruckenau*, de *Köthen* et de *Weyhers*, avec cette montagne volcanique, — si ces sources, si cette abondance de gaz acide carbonique ne s'originent qu'après l'épuisement des éruptions volcaniques, si elles en sont les suites, les effets consécutifs?

Sous rapport au contraire sans doute avec ces volcans se présente le troisième groupe de sources minérales de *Franconie;* ce sont celles qui sortent du Keuper sur la rive gauche du *Mein* près des villages de *Sennfeld* et de *Wipfeld*. Elles sont *sulfureuses.*

Au reste, il est bien remarquable, que les sources minérales de la vallée de la Saale naissent dans des lieux où il y a des enfoncemens et des fentes dans la couche de grès.

Les hauteurs et les vallons latéraux de Kissingen couverts de quelques pouces jusqu'à deux pieds d'un terrain qui doit sa présence au brisement et à la décomposition du calcaire coquillier et du grès; mais la vallée même, presque tous les ans inondée par les eaux qui y pénètrent de tous les côtés, contient dans une profondeur de 12 pieds et plus profond encore de Galets et vers la surface un mélange assez divers de humus fertile. La contrée tout entière abonde en sources d'eau douce, et pourtant on ne rencontre nulle-part des lieux marécageux.

2) Sous le rapport de la botanique.

Le règne végétal épanouit une grande richesse dans les environs de Kissingen, car toutes les plantes de la moyenne Allemagne, — les plantes des plaines et des montagnes, les plantes qui habitent le calcaire coquillier et le grès se montrent ici à l'amateur de la botanique.

Ce qui est bien singulier et caractéristique, c'est que plusieures plantes qui habitent à l'ordinaire seulement le bord de la mèr se rencontrent ici dans l'alentour des sources salées et de la *saline,* p. ex. *arenaria rubra; salicornia herbacea; triglochin maritimum; poa distans; atriplex latifolia; Senebiera coronopus etc.*

3) Sous le rapport de la zoologie.

Comme la botanique ainsi la zoologie des environs de nos sources minérales doit, sous bien des rapports, sa présence à leur situation géographique, à leur forme, présentant partout des montagnes et des vallons et particulièrement par la proximité de la montagne de *Rhön.*

Ce règne offre la même richesse, et le collecteur d'insectes, en particulier de papillons, pourra recueillir une riche moisson dans les vallons, sur les hauteurs, dans les forêts et sur les hautes plaines.

4) Sous le rapport de la température.

Kissingen est bien favorisé sous le rapport de la température.

Situé sous 49° 50′ de latitude de nord et 27° 35′ de longitude d'est en comptant de l'île de Ferro et à une élevation peu considérable sur le niveau de la mer — 604 pieds d'après Schön, entouré et protégé par des suites de hauteurs et de montagnes, il se réjouit surtout pendant les mois de la saison, du mois d'Avril jusqu'au mois d'Octobre, d'une température modérée ininterrompue.

C'est ce qu'on trouve à l'ordinaire dans des vallons où jaillissent des sources minérales, appartenant aux thermes.

Les mois de printems et d'automne de même sont, sous peu dexceptions, très sereins et très agréables. Leur température moyenne est de 8° à 10° de R.

Surtout durant les mois d'été dont la température moyenne est de 15° de R., il y a une grande égalité de température, les hauts dégrés souffrant quelque rabaissement par les hauteurs environnantes, couvertes de bois, et par le procédé continuel d'évaporations des eaux salées de la *saline* qui n'est que peu distante. Les passages successives que présentent les simples mois se retrouvent dans les différentes saisons.

Les matinées et les soirées ne diffèrent que de quatre à six dégrés de la température du midi.

Il est bien rare que les pluies soient de quelque durée pendant les mois de la saison; de légers brouillards apparaissent dans les mois d'autómne. Les orages ne sont pas rares, mais cependant ils ne manifestent presque jamais un violent caractère, et passent assez vite par dessus les hauteurs.

La rivière, la vallée et les forêts conservent à l'atmosphère autour de Kissingen autant d'humidité et de pureté que chaque constitution s'y trouve bien et y respire avee légèrté et une sensation de bien-être, mais la salubrité en est considérablement augmentée par l'évaporation des eaux salées sous les machines de graduation de la *saline*, et *elle reçoit par là des principes qui lui communiquent les qualités de l'atmosphère de la mer.*

Que la respiration de cet air près de la saline est rafraîchissante, soulageante et facilitante pour la poitrine gênée, et on aurait bien de la peine à trouver une vallée plus saine dans l'intérieur du pays!

Cet air contient non seulement des particules de muriate de soude, d'acide muriatique, mais il contient auss du chlor et du brome. Le séjour y est par conséquent fort salutaire pour tous ceux qui souffrent de la poitrine, des scrophules, ainsi que pour ceux qui souffrent généralement des ganglions.

II.

Notices historiques sur les eaux minérales de Kissingen.

L'exploitation des sources salées et minérales dans la vallée près de *Kissingen* se perd dans l'obscure antiquité. C'est ainsi que *Tacite* parle dans ses annales d'une grande bataille, livrée entre les *Hermondures* et les *Khattes* l'été 59 après Jésus Christ, sous le règne de l'empereur *Claude Néron*, chaqu'un des deux partis voulait usurper une rivière frontière très fertile pour la production du sel.

Cette rivière frontière, selon les recherches historiques exactes, n'est aucune autre que la *Saale franconoise* et les sources salées, par conséquent celles de la vallée de *Kissingen*, car la vallée tout entière abonde en sources semblables.

Une telle abondance ne pouvait tarder long-tems d'être mise en usage. Pourtant depuis cette époque toute trace de nouvelles s'échappe jusqu'à l'an 823 où nous trouvons deux documens qui parlent du plus expressif de l'existence de *deux salines* dont l'une se trouvait près du vieux pont, place où se trouve actuellement le jardin de santé et qui a été dévoré par les flammes il y a quelques siècles.

Il paraît que depuis ce tems là les sources minérales qui se trouvent près de cette saline — le *Maxbrunnen* et le *Pandur*, ont attiré l'attention. Il n'y a point d'avis directs sur ce point, mais comme au quinzième et seizième siècle on fit mention des sources minérales de l'Allemagne, on fit aussi mention de la *source acidule* de Kissingen comme d'une source médicale long-tems connue.

Depuis le milieu du seizième siècle, dès l'an 1544 nous possédons des avis plus positifs et plus cohérents sur les sources minérales de Kissingen, en partie dans de simples notices dispersées, en partie et principalement dans des écrits voués particulièrement à ces sources. Dans ce tems là on ne connaissait et on ne mettait à profit que le *Maxbrunnen* et le *Pandur;* le premier servait principalement à l'usage intérieur et le dernier à l'usage extérieur. Les malades accouraient de loin et de près. Mais *Kissingen* n'acquit sa véritable importance que lorsque le *Ragoczy* fut découvert l'an 1737. Pour défendre le *Pandur* contre des inondations, et pour mettre le jardin de santé à sec, le Prince-évêque dès lors, Fréderic Charles de Schönborn, fit pratiquer un nouveau lit à la Saale: mais dans l'ancien lit jaillissait le *Ragoczy*. Bientôt il manifesta les vertus les plus efficaces pour l'usage intérieur. La position politique de l'Evêché de Wurzbourg à qui appartenait Kissingen, vis-à-vis des états limitrophes, son petit territoire et plus tard la révolution du territoire de l'Allemagne ainsique de Wurzbourg, un changement de souverains qui en fut la suite, empêchèrent le bain de Kissingen de se développer et de fleurir. Ce n'est que du moment où *Wurzbourg* passa continuellement à la couronne de *Ba-*

vière que ce bain entra en des conditions plus favorables et plus stables.

Sa haute importance attira l'attention et du Gouvernement et de médecins et du public. Le bail des sources et de la maison de santé à été abandonné aux frères Bolzano, qui opérèrent avec grande adresse et grande activité principalement les envois dans tous les pays.

Des médecins étrangers, les docteurs *Wetzler* d'Augsbourg, *de Siebold* de Berlin, *Pfeuffer* de Bamberg, ont glorifié nos sources dans leurs monographies. Pour rendre encore plus de célébrité à cette place, on fora le *Soolensprudel* à la saline l'an 1822, on pratiqua un reservoir à la *Thérésienquelle* (source de Thérèse) l'an 1830, et on employa le premier à des bains *d'eau salée* et à des *douches de gaz acide carbonique.*

Le Gouvernement, les médecins et les habitans firent des efforts à l'envie pour élever *Kissingen* au rang des premiers bains, et on fournit encore tous les jours des preuves de cette émulation.

DEUXIÈME PARTIE.

I.

Qualités physiques et chimiques des sources minérales et des bains de Kissingen.

II.

Effets et propriétés des sources minérales et des bains de Kissingen.

I.

Qualités physiques et chimiques des sources minérales et des bains de Kissingen.

Il-y-a une grande quantité de sources et de bains minérales de Kissingen. Mais il sera seulement question dans ces feuilles de celles, qui sont actuellement en usage, savoir:

1. du Maxbrunnen — Säuerling —
2. du Ragotzy et
3. du Pandur;
4. du Soolensprudel — bouillon d'eaux salées,
   a) de l'eau salée, et
   b) du gaz acide carbonique;
5. des eaux mères;
6. des vapeurs muriatiques;
7. du petit lait;
8. de la boue minérale;
9. du Theresienbrunnen — source de Thérèse —

1. Le Maxbrunnen.

Non loin de la chaussée, vis-à-vis de la maison de cure et de la salle de conversation, se trouve cette source aigrelette *(Säuerling)* dans un creux, dans lequel on parvient de deux côtés, à l'aide de quelques degrés.

Elle sort d'une fente profonde de douze pieds qui traverse les rochers du septentrion au midi, et est couronnée d'un enclos de pierres.

L'eau fait naître, en sourdant, d'innombrables petites bulles blanchâtres qui font entendre un bruit bouillonnant et faiblement pétillant.

Elle est claire comme le cristal, exhalant des perles gazeuses; exposée à l'air dans un verre, le gaz acide carbonique se dégage avec rapidité et adhère, en forme de petites bulles, aux parois, d'où vient la couleur un peu laiteuse. Ce phénomène dure quelques minutes, et si l'on remue le verre quelque temps après, on voit reparaître le dégagement de gaz. Au reste, toutes les eaux minérales, abondant en acide carbonique, présentent les mêmes phénomènes.

La température de cette source aigrelette est presque égale dans chaque saison et contient 8°75 R.

Ce n'est que sur la surface que l'on aperçoit quelque différence, selon les saisons.

L'odeur est acidule, piquante; la saveur d'une acidité agréable, rafraîchissante et piquante.

Toutes les analyses de cette source, qui datent d'une époque antérieure, sont très incomplètes. Nous allons donc mettre en regard seulement les plus récentes, faites par *Vogel* l'an 1822, et *Kastner* l'an 1833. D'après ces analyses, seize onces de poids médicinal contiennent :

	D'après **Vogel**	D'après **Kastner**
Muriate de soude	17,50 grains	18,270 grains
Muriate de potasse . . .	1,00 —	1,002 —
Muriate de magnésie . . .	2,50 —	3,102 —
Hydrobromate de magnésie	———	des traces
Carbonate de soude . . .	———	0,380 —
Carbonate de lithine . . .	———	des traces
Carbonate de chaux . . .	2,00 —	2,590 —
Carbonate de magnésie . .	0,50 —	1,825 —
Sulfate de soude	1,00 —	1,860 —
Sulfate de chaux	1,00 —	0,651 —
Phosphate de soude . . .	———	0,125 —
Silice	———	0,465 —
Perte	———	près de 0,380 —
	25,50 grains	30,650 grains
Gaz acide carbonique . .	25,00 pouc.cub.	31,04 pouc.cub.
Gaz azote	———	0,008 —
Gaz oxigène	———	0,003 —

Nous voyons que ces analyses font ressortir surtout les sels de soude et de magnésie en diverses liaisons, ainsi qu'une quantité considérable de gaz acide carbonique. Cette source est entièrement dépourvue de fer, qui d'ailleurs joue un rôle si important et modifiant dans les eaux minérales. C'est à ces élémens que cette source aigrelette doit ses propriétés; cependant, il ne faut pas refuser une attention spéciale aux traces de brome et de lithine; leur présence paraît être d'une importance particulière dans les eaux minérales.

2. Le Ragoczy.

A l'extrémité méridionnale de la colonade on voit sourdre le *Ragoczy* et le *Pandur* d'un creux ovale, enceint d'une balustrade à jour de pierres, dans lequel on descend de quatre côtés par des dégrés.

Le *Ragoczy* se trouve à l'Ouest et approche le plus de la Saale et de la colonnade. Ce n'est pas d'un rocher mais de galets de grès et de basalte etc. qu'il monte d'une profondeur de douze pieds avec grand bruit, jètant de grandes bulles dans différens endroit. Son eau n'a pas tout-à-fait la clareté du cristal, elle tire un peu sur le bleu; versée dans un verre, elle cesse d'être diaphane à cause du gaz qui se dégage. En versant du Ragoczy chaud dans du froid, le dégagement de gaz se fait avec plus de rapidité, et chauffé, le gaz se dégage en grandes bulles, tandis que lui prend bientôt une couleur rouge-jaune, effèt du dépôt de fer.

La température du Ragoczy est un peu plus élevée que celle du Maxbrunnen, c'est-à-dire 9° R. et reste constant dans toutes les saisons.

La saveur est salée et amérâtre, astringente et rarement tout-à-fait égale; un jour c'est le principe salé qui prédomine, l'autre le principe astringent, ferrugineux, acido-carbonique, ce qui dépend en partie de l'influence du tems.

L'odeur ressemble à celle de l'acide carbonique et est salée; quand on le fait bouillir, il en ressort l'odeur particulière du brome.

La quantité d'eau que la source fournit et fort considérable.

Le puits a plus de quatre pieds de diamètre. L'affluence d'eau est si grande que quatre pompes ne suffissent pas pour l'épuiser.

Quant aux analyses nous n'en présentront que celles de Vogel et de Kastner.

Le Ragoczy contient dans 16 onces de poids médicinal:

	D'après **Vogel**	D'après **Kastner**
Muriate de soude	63,00 grains	62,05 grains
Muriate de potasse . . .	1,00 —	0,91 —
Muriate de magnésie . . .	6,50 —	6,85 —
Muriate d'ammoniaque . .	——	0,05 —
Hydriotate de magnésie . .	——	des traces
Hydrobromate de magnésie	0,50 —	0,70 —
Carbonate de soude . . .	——	0,82 —
Carbonate de chaux . . .	5,50 —	3,55 —
Carbonate de magnésie . .	2,50 —	2,50 —
Carbonate de strontiane. .	——	des traces
Sous-carbonate de fer . .	0,75 —	0,68 —
Sous-carbonate de manganèse Carbonate de lithine . . .	——	des traces
Phosphate de soude . . .	——	0,17 —
Sulfate de soude	2,00 —	2,00 —
Sulfate de chaux	2,75 —	2,50 —
Silice	0,50 —	2,25 —
Alumine	——	0,18 —
Substance extractive organique	——	0,15 —
	85,00 grains	85,36 grains
Gaz acide carbonique . .	25,00 pouc. cub.	26,25 pouc. cub.
Gaz azote	——	des traces

On voit que dans le Ragozy la soude et la magnésie sont encore prédominantes, liées aux acides carbonique. hydro-chlorique, phosphorique et sulfurique. Mais la quantité des principes est bien cousidérable, plus considérable que dans les eaux du Maxbrunnen, de sorte, que le Ragoczy peut être regardé comme l'eau la plus composée; outre des traces de manganèse, de lithine, de strontiane et d'iode, il contient du brome qui doit sa première découverte à Ficinus, et qui ne se fait qu'annoncer dans les eaux du Maxbrunnen.

Le sous-carbonate de fer, qui disparait entièrement au Maxbrunnen, est pour le Ragoczy d'une importance caractéristique toute particulière.

La quantité du gaz acide carbonique répond à la quantité des principes. elles contient 26 pouces cubes, quantité qui n'est surpassé que de peu d'autres sources.

3) Le Pandur.

Dans la même enceinte, seulement éloigné de 34 pieds du Ragoczy vers l'Orient, d'un terrain de la même construction et de la même profondeur, on voit jaillir le Pandur, manifestant sa présense par une plus grande puissance et un dégagement de gaz plus bruyant.

Cette source ressemble, en bien des égards, au Ragoczy, son eau est claire comme le crystal, puisée dans un verre, elle dégage de nombreuses perles gazeuses, et dépose peu-à-peu un précipité jaune-rougeâtre.

La température est entre celle du Maxbrunnen et du Ragoczy, et montre 8° 87″ R.

Le saveur salée et amerâtre est plus pure, plus piquante que celle du Ragoczy, et par cet avantage plus agréable aux femmes; mais elle ne présente pas moins d'inconstance que celle du dernier.

L'odeur ressemble à celle du Ragoczy. La source du Pandur est fort riche, plus riche que celle du Ragoczy et fournit assez d'eau pour préparer huits cents jusqu'à mille bains par jour.

La pésanteur spécifique n'est pas tout aussi grande que celle du Ragoczy.

Seize onces contiennent:

	D'après **Vogel**	D'après **Kastner**
Muriate de soude	59,0 grains	57.00 grains
Muriate he potasse . . .	0,5 —	0.25 —
Muriate de magnésie . . .	6,5 —	5,85 —
Muriate d'ammonique. . .	———	0.05 —
Hydriotate de magnésie . .	———	des traces
Hydrobromate de magnésie.	0,5 —	0,68 —
Carbonate de soude . . .	———	0,03 —
Carbonate de chaux . . .	7,5 —	5,85 —
Carbonate de magnésie . .	1,5 —	1,62 —
Carbonate de strontione .	———	des traces
Sous-carbonate de fer . .	0,5 —	0,45 —
Sous-carbonate de manganèse } Carbonate de lithine . . . }	———	des traces
Phosphate de soude . . .	———	0,05 —
Sulfate de soude	1,5 —	1,75 —
Sulfate de chaux . . . . } Silice . . . . }	5,5 —	0,75 — / 1,55 —
Alumine	———	0,05 —
Extrait organique	———	0,09 —
	80,0 grains	76,02 grains
Gaz acide carbonique . .	29,0 pou. ccub.	28,85pouc.cub.
Gaz azote	———	des traces

L'homogénéité chimique du Pandur et du Ragoczy, qui frappe au premier coup d'oeil, paraît plus grande qu'elle ne l'est véritablement. Le nombre des principes des deux sources est bien égal, mais il n'en est pas ainsi des proportions.

A une exception près, peu importante, les proportions des sels du Pandur sont partout moindres que celles du Ragoczy. Il en résulte une différence frappante qui devient plus grande à mésure que le sous-carbonate de fer disparait. Mais la veritable différence est sans doute établie en ce que l'eau, contenant une plus petite quantité de sels, est chargée d'un plus grand volume de gaz acide carbonique qui fait le principe vital de toute eau minérale.

4) Le Soolensprudel.

Presque au milieu du vallon, tous près de la rive de la Saale, à la distance de vingt minutes des autres sources minérales, vers le Nord, naît cette source remarquable dans un terrain de grès bigarré, d'une profondeur de 311 pieds et 9 pouces dont il faut compter 25'9" sur la mine et 298' sur la forure, et vient dans le réservoir frapper d'étonnemeut son admirateur surpris.

Elle diffère et se distingue de toutes les sources salines par deux phénomènes intéressans qui sont:

a) La source ne vient pas frapper le jour en un torrent continuel; tout-à-coup après avoir observé quelques heures de même niveau, et après quelques coups au bas semblables aux coups de canon, elle retombe dans la mine ordinairement jusqu'à douze pieds, même aussi jusqu'à seize pieds; arrivée à cette profondeur, elle remonte insensiblement à sa hauteur ordinaire, faisant entendre de nouveau ces coups sourds et lointains.

Elle continue alors à y sourdre et à y jaillir un certain tems jusqu'à ce qu'elle recommence à baisser. Ce phénomène présentait les premières années, après la perforation de la source, une irrégularité assez notable qui, plus tard, diminuait peu-à-peu, mais sans être devenue tout-à-fait réguliere. Depuis les dernières années elle hausse et baisse six à huit fois, même neuf fois dans l'espace de 24 heures, et tient le même niveau un peu plus de deux heures, tandis qu'il lui faut trois quarts d'heure jusqu'à une heure pour la hausse et la baisse.

La quantité plus ou moins grande d'eau salée que les bâtimens de graduation exigent, excerce quelque influence sur la hausse et la baisse.

Quand ils exigent une grande quantité d'eau salée, cette alternative se fait avec plus de rapidité, et le contraire a lieu, si la quantité exigée est petite.

Tant que la source est à la hauteur, elle présente, par les bruits continuels, le bouillonnement, les ondes qui roulent et se brisent en écumant, un spectacle agréable au spectateur étonné.

b) Assùjetti à la même alternative, au même flux et reflux que l'eau salée, une quantité considérable de gaz acide carbonique monte simultanément.

Il est très probable que ces bruits, ces écumes, ces ondulations, doivent leur existence à ce gaz. Ordinairement il se léve un peu plus de trois pieds au dessus du niveau de l'eau salée, et se répand, moyennant sa pésanteur, sur toute la surface. Cette hauteur n'est pas toujours la même, phénomène qui se manifeste généralement dans les sources de gaz, elle est plus considérable avant l'éclat des orages et durant la matinée.

a. L'eau salée.

L'eau salée de la mine réfléchit une couleur bleuâtre qu'elle conserve aussi, mais bien moins intense, quand elle est puisée dans un verre net; elle n'est pas tout-à-fait limpide, ce qui la trouble n'est, d'après Kastner, point de carbonate de magnésie et de chaux, mais un peu de s ilice et d'alumine subtilement divisées, qui doivent toutes deux leur présence à une quote part de substances extratives à moitié décomposées. Si l'on met la clarté de l'eau la plus pure égale à 1000, celle d'une dissolution de 15° d'empois de froment dans 1000 grains d'eau égale à 1, celle de l'eau salée est égale à 805.

L'examen, dans une température de chambrr de 16° R, a fait trouver une pésanteur spécifique de 1,0158. Ces eaux récemment puisées trahissent sur le champ au goût par leur salure piquante, fortement amérâtre, une source aigrelette contenant beaucoup de sels, des sels muriatiques et un peu de fer.

L'odeur est ferrugineuse ou piquante comme des vapeurs sulfureuses, ou on sent de l'acide carbonique ferrugineux.

La température de cette source est entre 15° 6' et 16° R.

La quantité d'eau salée est fort considérable. La forure, qui a quatre pouces de circonférence, en amène en une minute quarante pieds cubes ou seize seaux.

Nous passons les analyses, faites dans des époques antérieures, comme non satisfaisantes, et nous allons insérer la première qui soit scientifique et qui est dûe à Mr. Kastner.

D'après lui, seize onces contiennent:

Muriate de soude	107,5153600
Muriate de potasse	0,9792000
Muriate de lithine	0,1920000
Muriate de magnésie	24,5161000
Muriate de chaux	3,9936000
Hydrobromate de magnésie	0,0629760
Hydrïodate de soude	0,0000020
Phosphate de soude . . .	de traces douteuses
Sulfate de soude	25,3079100
Carbonate de magnésie	6,4128000
Carbonate de chaux	1,6512000
Sous-carbonate de fer	0,3550000
Sous-carbonate de manganèse . . .	0,0008815
Substance extractive contenant des acides semblables à l'ulmine et à l'acide ammoniaque, silice, alumine	0,8640000
	171,8510295

Gaz acide carbonique . 30,576 pouces cubes.

Gaz azote . . . . . quantité à peine perceptible.

En jetant un coup d'oeil sur cette analyse on s'aperçoit, d'un côté, que le Soolensprudel diffère en bien des égards essentiellement de l'eau de mer et d'autres sources muriatiques, de l'autre, qu'il y a une homogénéité entre ses principes et ceux du Ragoczy et du Pandur. Il n'y a

2

que les proportions qui présentent des différences notables. L'analyse précédente montre aussi une prépondérance de muriate de soude, mais il est uni à une quantité considérable de muriate de magnésie et de sulfate de soude. Le fer, au contraire, n'est qu'en petite proportion relativement aux sels. C'est donc la grande quantité d'acide carbonique, ainsi que la quantité des autres substances, qui distingue cette source saline d'autres sources salines et de l'eau de mer.

Nulle-part se rencontre une source saline qui contienne une telle quantité de gaz acide carbonique, que l'eau ne peut en lier toute la masse, et dont l'excédant vient se répandre librement. *)

Une circonstance particulière qui rend le Soolensprudel remarquable est, qu'il possède une température au moins de 15.°6 R., par là ces eaux approchent de l'eau de mer dont la température moyenne est de 15,°16 R. Au reste tous ses principes ont entre eux une liaison intime.

b) Le gaz acide carbonique.

La force avec laquelle cette partie de gaz acide carbonique qui n'est pas absorbée par l'eau salée se précipite de la mine est excessive. Il se trouve toujours mêlé à un peu d'air atmosphérique, dont la quantité varie d'après la capacité du plein air de s'y mêler.

---

*) Toutes les sources salées ou aigrelettes le long des bords de la Saale abondent en acide carbonique, mais le Soolensprudel les surpasse toutes.

Mr. Kastner a trouvé des couches qui ne contiennent que quelques p. c. d'air atmosphérique, et il croit qu'il peut monter jusqu'à dix huit p. c., ce qui n'aura lieu que dans les couches supérieures et extérieures.

Les couches inférieures et moyennes employées aux bains contiennent à peine une trace d'air atmosphérique quand elles sont puisées immédiatement au dessus de la source.

La gaz acide carbonique est incolore, invisible, excepté quand le soleil le pénètre de ses rayons - il devient alors perceptible comme une vapeur bleuâtre. Sa saveur est aigrelette, piquante, astringente, son odeur légèrement aigre, piquante.

La température est égale à celle de l'eau salée, c'est-à-dire 15°,6 R. Toute flamme ainsi que tout être vivant périt bien vite dans son domaine. Un certain nombre de recherches que nous avons faites à cet égard ont donné ce résultat, que des animaux d'une classe supérieure périssent plus vite que ceux d'une classe inférieure. Il exerce même une influence pernicieuse et mortelle sur les plantes.

Le gaz acide carbonique est plus pesant que l'air de l'atmosphère. Par cette raison il est susceptible de remplir des vases, et d'être versé en d'autres. La quantité de gaz que la source fournit est fort considérable, plus considérable sans doute que dans aucune autre source gazeuse. La manière d'être toute particulière de la source rend des mesures exactes du gaz bien difficiles.

5) Les eaux-mères.

Le résidu que présente la poêle après la crystalisation du sel est nommé eaux-mères.

Elles sont de couleur jaune-pâle, toutes claires et transparentes, d'une saveur amère et faiblement salée, puis ardente, caustique: l'odeur en fait ressortir le brome.

Frottées entre les doigts, elles sont grasseuses, c'est ce qui se manifeste aussi dans les verres où il y a des eaux-mères.

La pesanteur spécifique est bien plus grande que celle de l'eau pure. Elles prennent généralement la température du moyen dans lequel elles se trouvent; cependant, elles ne se congèlent pas dans une température très-basse. Elles se recueillent et se conservent en grande quantité dans notre saline.

La plus récente analyse des eaux-mères a été faite par Mr. Kastner; et c'est elle, que nous allons avancer.

Mille grains contiennent:

Muriate de magnésie	250,8400 gr.
Muriate de soude	56,0100 —
Muriate de potasse	20,0000 —
Muriate de lithine	4,0000 —
Muriate d'ammoniaque	0,0047 —
Hydrobromate de magnésie . . .	1,3500 —
Hydrïodate de soude	traces —
Phosphate de soude	traces —
Sulfate de soude	0,1225 —
Sulfate de magnésie	31,8500 —
	364,1772 —
Eau	635,8228 —
	1000,0000 —

On conçoit facilement l'importance de la concentration de parties constituantes des eaux-mères. Elles sont presque aussi propres que l'eau salée.

6) La vapeur muriatique.

Les vapeurs muriatiques se dégagent de l'eau salée concentrée, tandis qu'elle est assujettie à la crystalisation dans les poêles. Elles sont composées principalement de vapeurs d'eau, d'acide muriatique et d'autres matières salines, qui se dégagent durant ce procédé. La belle saison, étant employée à la confection du sel, ces vapeurs pourront être respirées pendant des semaines et des mois.

7) Le petit-lait.

Il est impossible de publier déjà des résultats, touchant les propriétés physiques et chimiques du petit-lait comme il a été tiré du lait de chèvre depuis deux années: on n'avait fait que des essais, et il n'existait pas encore d'établissement pour le petit-lait, mais on en créera un, qui aura toute la perfection désirée. Les végétaux des environs de Kissingen promettent d'ailleurs un petit-lait excellent et efficace.

8) La couche de boue.

A l'entrée de la vallée de la traverse orientale, au devant de la chapelle, on aperçoit un petit étang, du fond duquel et de différens endroits montent des bulles d'air. D'après Kastner 100 volumes de gaz de cet étang sont composés de 25,45 de gaz acide carbonique, de 66,50 de gaz azote et de 8,05 d'air atmosphérique. Mais les proportions des ces gaz varient, de sorte que, durant la saison chaude et claire, on voit prédominer le gaz oxigène, et le gaz acide carbonique se diminuer; mais à l'approche des orages, pendant leur durée, ainsi qu'à une température élévée, et un ciel couvert, c'est le dernier qui se dégage par préférence. Alors les bulles de gaz montent avec plus de rapidité.

Dans les alentours de cet étang, il y a encore plusieurs endroits, où le dégagement de gaz a lieu de la même manière, et dans les prairies vers le Nord et le Nord-Est sortent encore quelques sources, qui pourraient passer pour des sources minérales.

On rencontre dans ces environs une terre brun-foncée, pleine de humus, dont les principales parties constituantes sont composées, d'après Kastner, de carbonate et de sulfate de chaux, de carbonate de magnésie, de muriate de soude et de muriate de potasse; d'alumine, de silice, d'ulmine, des rester de plantes et d'outre un peu de sulfure de fer, aussi de quelques traces de sulfure de potasium et o'hyposulfate de potasse.

Cette terre traitée avec l'acide muriatique étendu dans l'eau, dégage plus ou moins d'acide carbonique et d'acide hydrosulfurique.

En l'imprégnant d'eau salée ou de Ragoczy, elle fournit une vase minérale de sel de cuisine très efficace.

La possibilité de fournir dans la saline une boue de sel de cuisine encore plus concentrée n'est plus douteuse.

Mais, n'ayant fait l'épreuve que peu de fois, nous attirerons seulement l'attention sur cette circonstance, espérant réussir bientôt à la mettre en usage.

9) Le Thérésienbrunnen.

Près du couvent Hausen, presqu'à l'extrémité du bâtiment de graduation inférieur, qui s'étend le long de la Saale, jaillit le Thérésienbrunnen d'une profondeur de 140 pieds.

La colonne d'eau, venant d'une telle profondeur, dégage le gaz en forme de gerbe avec un bruit bouillonnant et petillant.

L'eau est claire comme du crystal, fortement petillante, versée dans un verre, elle blanchit moyennant le gaz qui se dégage plus rapidement.

La température de cette source balance entre 8°—9° R. à la surface; dans la profondeur, nous l'avons trouvée constamment de 9° R. — La saveur en est aigrelette, salée, agréablement piquante et rafraîchissante; l'odeur est aigrelette, rapprochant de l'acide carbonique, semblable à celui du Maxbrunnen.

Cette source fournit plus abondamment que le Maxbrunnen, mais la quantité n'en est pas encore mesurée.

Nous ignorons qu'aucune analyse antérieure ait été faite. Kastner fut le premier à l'examiner et a trouvé dans seize onces :

Muriate de soude	18,40 grains
Muriate de potasse	0,85 »
Muriate de magnésie	2,75 »
Hydrobromate de soude	0,07 »
Hydrobromate de magnésie } Hydrïodate de soude }	des traces.
Carbonate de soude	0,39 »

Carbonate de potasse	0,05 grains
Carbonate de magnésie	2,37 »
Carbonate de chaux	2,00 »
Phosphate de soude	0,15 »
Sulfate de soude	1,35 »
Sulfate de chaux	0,75 »
Silice	0,60 »
Extrait organique	des traces.
	29,63 grains

Gaz acide carbonique . . . . 28,35 pouces cubes.
Gas atmosphérique abondant en
oxigène 0,05

Nous terminons un aperçu par une source aigrelette, qui présente, par ses propriétés physiques et chimiques, une grande homogénéité avec le Maxbrunnen, mais dont les proportions paraissent encore plus favorables que celles du Maxbrunnen.

Pour faciliter le coup d'oeil qu'on portera sur les qualités chimiques de toutes ces sources minérales, nous rangerons les analyses de Kastner sur une seule table, ce qui aidera à reconnaitre plus aisément les ressemblances et les différences.

		Soolensprudel
Température		15°6 R.
Contenu de gaz dans 16 onces	a) gaz acide carb^{ub.}	30,576 pouces cubes
	b) gaz azote	des traces à peine perceptibles
	c) gaz oxigène	0
Résidu d'évaporation dans 16 onces		187,68105 grains
Muriate de soude . . .		107,5153600 —
Muriate de potasse . . .		0,9792000 —
Muriate de lithine . . .		0,1920000 —
Chlorure d'azote hydruré .		0,0000000 —
Muriate de chaux . . .		3.9936000 —
Muriate de magnésie . .		24,5161000 —
Bromate de soude . . .		0,0000000 —
Bromate de magnésie . .		0,0629760 —
Jodate de magnésie . .		0,0000000 —
Jodate de soude		0.0000020 —
Carbonate de soude . .		0.0000000 —
Carbonate de lithine . .		0,0000000 —
Carbonate de potasse . .		0,0000000 —
Carbonate de chaux . .		1,6512000 —
Carbonate de strontiane .		0,0000000 —
Carbonate de magnésie .		6,4128000 —
Souscarbonate de fer . .		0,3550000 —
Souscarbonate de manganèse		0,0008815 —
Sulfate de soude		25,3079100 —
Sulfate de chaux		0,0000000 —
Phosphate de soude . . .		des traces douteuses.
Silice		0,0000000 —
Alumine		0,0000000 —
Extrait organique . . .		0,8640000 —
Perte		?

	Ragoczy	Pandur	Maxbrunnen	Thérésien-brunnen	Soolensprudel
Température	9° R.	8°87 R.	8°75 R.	9° R.	15°6 R.
Contenu de gaz dans 16 onces — a) gaz acide carb.	26,25 pouces cubes de Paris	28,85 pouces cub.	31,04 pouces cub.	28,35 pouces cub.	30,576 pouces cubes
b) gaz azote .	des traces	des traces	0,008 —	0	des traces à peine perceptibles
c) gaz oxigène	0	0	0,003 —	0,05 —	0
Résidu d'évaporation dans 16 onces	85,74 grains	76,39 grains	30,65 gr.	29,63 grains	187,68105 grains
Muriate de soude	62,05 —	57,00 —	18,270 —	18,40 —	107,5153600 —
Muriate de potasse	0,91 —	0,25 —	1,002 —	0,85 —	0,9792000 —
Muriate de lithine	0,00 —	0,00 —	0,000 —	0,00 —	0,1920000 —
Chlorure d'azote hydruré . .	0,05 —	0,05 —	0,000 —	0,00 —	0,0000000 —
Muriate de chaux	0,00 —	0,00 —	0,000 —	0,00 —	3,9936000 —
Muriate de magnésie . . .	6,85 —	5,85 —	3,102 —	2,75 —	24,5161000 —
Bromate de soude	0,00 —	0,00 —	0,000 —	0,07 —	0,0000000 —
Bromate de magnésie . . .	0,70 —	0,68 —	des traces	des traces	0,0629760 —
Jodate de magnésie . . .	des traces	des traces	0,000 —	0,00 —	0,0000000 —
Jodate de soude	0,00 —	0,00 —	0,000 —	des traces	0,0000020 —
Carbonate de soude . . .	0,82 —	0,03 —	0,380 —	0,39 —	0,0000000 —
Carbonate de lithine . . .	des traces	des traces	des traces	0,00 —	0,0000000 —
Carbonate de potasse . . .	0,00 —	0,00 —	0,000 —	0,05 —	0,0000000 —
Carbonate de chaux . . .	3,55 —	5,85 —	2,590 —	2,00 —	1,6512000 —
Carbonate de strontiane . .	des traces	des traces	0,000 —	0,00 —	0,0000000 —
Carbonate de magnésie . .	2,50 —	1,62 —	1,825 —	2,37 —	6,4128000 —
Souscarbonate de fer . . .	0,68 —	0,45 —	0,000 —	0,00 —	0,3550000 —
Souscarbonate de manganèse	des traces	des traces	0,000 —	0,00 —	0,0008815 —
Sulfate de soude	2,00 —	1,75 —	1,860 —	1,35 —	25,3079100 —
Sulfate de chaux	2,50 —	0,75 —	0,651 —	0,75 —	0,0000000 —
Phosphate de soude	0,17 —	0,05 —	0,125 —	0,00 —	des traces douteuses.
Silice	2,25 —	1,55 —	0,465 —	0,50 —	0,0000000 —
Alumine	0,18 —	0,05 —	0,000 —	0,00 —	0,0000000 —
Extrait organique	0,15 —	0,09 —	0,000 —	des traces	0,8640000 —
Perte	près de 0,38 —	près de 0,37 —	près de 0,380 —	?	?

II.

Effets et propriétés médicales des sources minérales et des bains de Kissingen.

1) Remarques générales.

Les sources minérales de *Kissingen* ont, envisagées sous le rapport physique et chimique, une physionomie commune, caractéristique.

Elles viennent de montagnes de la même formation et jaillissent avec une plus ou moins grande force.

Parmi les principes de toutes ses sources, c'est le muriate de soude qui prédomine; elles contiennent toutes une abondance de gaz acide carbonique, le principe vital de chaque eau minérale.

Nous ne devons cependant pas juger des effets et des propriétés salutaires des eaux minérales d'après les qualités physiques et chimiques, et on ne peut même en juger de cette manière. Chaque source minérale est un *ensemble organique*, et a sa propre manière d'être.

En général, nos eaux minérales, en les prenant, excitent, se saisissent de tout le procédé nutritif, le changent, favorisent les sécrétions et les excrétions, ce qui fait qu'elles résolvent, épurent, réorganisent le corps. A cette sphère d'activité se joint, dans le *Ragoczy* et le **Pandur**, encore une seconde, la roborative, tonique, qu'elle tiennent du sous-carbonate de fer, dont le *Maxbrunnen* et le *Thérésienbrunnen* sont entièrement dépourvus. C'est encore le Soolensprudel, qui opère fort laxatif, quand il est bû ou pour soi-même, ou avec du Ragoczy.

Par ces deux sphères d'activité, qui doivent leur existence à la force tout à la fois résolutive, épurante, réorganisante et roborative, ces sources n'ont point d'égale.

Dans toutes les autres eaux, c'est le principe résolutif qui excèda, dans celles-ci ils s'unissent tous deux à une belle harmonie.

Voilà une circonstance qu'il ne faut jamais perdre de vue, quand on veut juger du rang que le *Ragoczy* et le *Pandur* doivent occuper parmi les autres sources minérales.

Les deux sources acidules, au contraire, ne jouissent pas d'une telle préférence, elles partagent leurs propriétés salutaires avec plusieurs autres sources acidules, quoiqu'on ne puisse nier, que c'est une préférence pour elles de ne point contenir de fer.

La sphère efficace de ces sources minérales ne se borne pas là, elle s'aggrandit encore par une suite *de bains,* qui agissent en elles-mêmes, ou qui renforcent les eaux minérales qu'on emploie à l'usage intérieur, et qui réunissent en eux une variété de propriétés médicales, ou les combinent entre elles.

Ces eaux minérales se rangent en un certain ordre, d'après leur efficacité. D'abord le *Maxbrunnen*, faiblement excitant, calmant le *Pandur*, résolutif, favorisant la sécrétion; puis le *Ragoczy* altérant et fortifiant; le *Soolensprudel* profondément pénétrant et fortement résolutif: enfin le *bain de boue,* qui réunit en lui toutes ces propriétés, et le *bain de gaz* tout particulier.

Les effets qu'elles produisent sont rafraîchissants animants, altérant tout le système cutané, rappelant ses fonctions à leur état normal et les fortifiant, et en rétablissant l'harmonie interrompue entre la peau et les membranes intérieures, elles triomphent aussi des maladies qui siégent à l'intérieur.

Les effets secondaires, au contraire, leurs principes les plus subtils et les plus éthérés, reçus dans la circulation, sont, en transmettant les dites propriétés sur les organes intérieurs, en état de dissoudre, de purger et de consolider toutes les parties.

Si le cas particulier l'éxige, on peut faire prédominer les effets extérieurs ou intérieurs, la vertu résolutive ou roborative. Le gaz acide carbonique et les vapeurs muriatiques répondant à des maladies et à des phénomènes morbides particuliers.

Ou y a t'il un tel assemblage de bains salutaires? En général, quel lieu peut nous présenter des sources et des bains si efficaces et d'un effet si multiplié, qui se suppléent, qui s'appuient mutuellement, et qui amènent, dans les maladies les plus diverses et les plus opiniâtres, les guérisons les plus inattendues? Ce n'est que par cet assemblage de sources et de bains que *Kissingen* acquiert sa véritable et haute valeur, sa vaste importance. Rangeons, en attendant, ces eaux et ces bains et nous verrons les groupes suivans.

A. Les sources minerales, dont on fait usage intérieurement.

1. Le Maxbrunnen et
2. le Thérésienbrunnen.
3. Le Ragoczy.
4. Le Pandur.
5. Le Soolensprudel, et
6. L'établissement du petit-lait.

B. Les bains.

1. Les bains du Maxbrunnen.
2. Les bains du Pandur.
3. Les bains du Ragoczy.
4. Les bains du Soolensprudel.
5. Les bains d'eaux-méres.
6. Les bains de boue de sel de cuisine.
7. Les bains de gaz acide carbonique.
8. Les vapeurs muriatiques.

En considérant ces sources et ces bains, relativement à leur vertu, et en les rapprochant, il en résulte quatre groupes.

a) Le Maxbrunnen, le Thérésienbrunnen, le petit-lait et les vapeurs muriatiques, dans les maladies de poitrine, et dans quelques maladies particulières de l'abdomen.

b) Le Ragoczy, le Pandur, et le Soolensprudel, unis aux différents bains, dans des maladies du bas-ventre.

c) Les bains du Pandur et du Ragoczy, surtout les bains du Soolensprudel, d'eaux-mêres et de boue, dans des maladies de la peau, dans des affections opiniâtres, invétérées, rhumatismales, arthritiques et scrofuleuses.

d) Les bains de gaz acide carbonique, dans les maladies des organes sensitifs, ainsi que dans quelques affections nerveuses.

Il faut, avant tout, avoir égard à ce qui donne la préférence à *Kissingen* sur toutes les eaux minérales d'Allemagne; c'est que le médecin est en état de combiner, dans toute leur étendue, ces eaux et ces bains conformément aux conditions individuelles, qu'il peut commencer par la plus douce cure et terminer par la plus intense et la plus efficace. Ce rangement de sources et de bains atteint sa perfection, d'un côté, par les eaux de *Bocklet*, qui est peu distant, et dont la *source ferrugineuse* se range presque immédiatement après le *Ragoczy*, de l'autre, par les *sources ferrugineuses spiritueuses de Brückenau*, qui n'est éloigné que de quelques milles d'Allemagne. Les sources minérales et les bains de *Kissingen*, entrant, en partie, en contact immédiat avec les surfaces, ou reçus, en partie, dans la circulation, ou assimilés, s'opposent dans l'organisme, aux matières morbides, puis elles excitent et invitent la force médicatrice de la nature à expulser tous les élémens morbides, et à lui communiquer la faculté d'y réussir et de changer entièrement le procédé végétatif. Par là une irritation. une réaction se manifeste dans tout l'organisme, la maladie chronique est portée, en quelque sorte, à un degré aigu, il se développe même des symptômes fébriles. Cette réaction observe le type de sept jours, qui s'associe si souvent aux maladies aiguës, et elle revient une fois. même deux fois.

Elle exige la plus grande attention et les plus grands

soins et de la part du médecin et de la part du malade, car le résultat de la cure dépend de son juste degré, de bonne direction et conduite.

Ce n'est que pendant cette période que l'organisme malade s'apercoit de sa maladie, et il faut qu'il se sente absolument malade, s'il veut recouvrir sa santé.

2) Importance des sources minérales et des bains de Kissingen pour les temps actuels.

L'importance des trésors médicinaux de notre établissement de santé, en parallèle avec les maladies chroniques de notre siècle, exige quelques moments de considération. Car les maladies, qui amènent le souffrant à Kissingen, souvent comme au dernier port, où il attend son salut, sont intimement fondées dans les conditions de nos temps.

Les eaux de Kissingen, envisagées comme remède contre les infirmités du temps, méritent d'occuper la première place.

Ce n'est que de ce point qu'il faut envisager Kissingen, et on ne pourra plus s'étonner que, d'une année à l'autre sa célébrité s'augmente ainsi que le nombre de ceux qui en attendent leur salut. Les sources assurent aux maladies du siècle un secours réel.

3) Etats morbides, contre lesquels les eaux et les bains de Kissingen prouvent leur efficacité.

Le secours des eaux de Kissingen, comme celles d'autres sources minérales, est réclamé, non seulement contre des procédés de maladies et de formes développées, mais aussi contre des dispositions pour différentes maladies, et contre les ressentiments qui viennent à la suite de maladies aiguës. Elles sont même employées diététiquement et prophylactiquement.

Nous ferons suivre un aperçu général des procédés de maladies, des formes, des dispositions, des ressentiments, qui trouvent leur guérison, leur soulagement, leurs secours par nos sources minérales, et nos bains, ainsi que de leur usage diététique, en parlant des sources et des bains en particulier, nous entrerons dans le détail des maladies, contre lesquelles elles prouvent par préférence leurs effets salutaires.

Nous allons commencer par faire connaître l'emploi de nos sources minérales et de nos bains.

α) **Sous le rapport diététique.**

Nos sources minérales, ainsi que nos bains, peuvent être employés diététiquement et devraient l'être plus souvent qu'ils ne l'ont été jusqu'ici. Les expériences, faites jusqu'ici, se rapportent seulement aux effets, qui résultent de l'usage intérieur des eaux du *Maxbrunnen* et des bains du *Pandur*.

L'usage des sources aigrelettes, sous le rapport diététique, est suffisamment connu. Elles sont d'excellents moyens soulageants et préservatifs pour bien des constitutions et des tempéraments, pour des individus, chez qui les membranes muqueuses sont prédominantes; qui ont reçu le jour de pères scrofuleux.

Envisagé sous ce rapport, c'est un grand avantage pour le *Maxbrunnen* de ne point contenir de fer.

L'usage du *Ragoczy* et du *Pandur* exige de la prudence sous le rapport diététique, car tous les deux sont de trop grande efficacité. Ce sont surtout nos bains qui servent comme moyen diététique, en les employant plutôt frais, même plutôt froids que chauds.

A Kissingen, et aux environs, tous ceux, qui font un usage journalier des eaux acidules, tous ceux, qui font un usage fréquent et modéré du Ragoczy, sont exempts de scrofules, de maladies accompagnées d'une sécrétion profuse de pituite, exempts d'hémorroïdes, de goutte, d'hypocondrie etc. Les fièvres gastriques, nerveuses et autres sont plus rares ici qu'ailleurs, et si de pareils individus en sont saisis, la marche en est ordinairement bénigne.

3) Dispositions pour des maladies.

Les sources minérales, en géneral, ont été, jusqu'à présent, encore trop rarement employées et appréciées contre les dispositions pour des maladies. Nous ne parlons pas exclusivement des dispositions pour des maladies chroniques, que notre affirmation ne touche qu'en partie, mais, surtout des dispositions pour des maladies aiguës des membranes muqueuses de la poitrine, de l'appareil génital, pour les affections inflammatoires, fébriles des organes abdominaux, pour les fièvres gastriques, bilieuses et nerveuses, pour la dyssenterie, pour les inflammations du foie, pour l'érésipèle habituel etc.

Quant à Kissingen, nous fixerons l'attention principalement sur les deux dispositions individuelles et constitutionelles suivantes, qui conviennent le mieux à nos caux.

a. *Disposition veineuse - atrabilaire,* fondée sur un mélange vicieux du sang, où l'ensemble du sang, y compris même la lymphe, est surchargé de matières étrangères, où les parties aqueuses et muqueuses prédominent, parceque la transformation du sang veineux en sang artériel se fait incomplètement, soit par des causes intérieures ou extérieures.

Le système nerveux végétatif en est compromis de bonne heure, et tout le procédé nutritif est abnorme, aliéné. Voilà le terrain, d'où naissent des maladies aiguës et chroniques, opiniâtres et funestes. Si ce sont les premières qui naissent de ce terrain, elles prennent à l'ordinaire une marche maligne, la réaction manque, la fièvre a le caractère atonique, le caractère dit nerveux, la décomposition du sang est rapide et finit par la mort.

b) *Disposition nerveuse,* dans ses rapports avec le systémo nerveux végétatif, qui trouble principalement la sphère intellectuelle et qui a reçu une étendue si vaste au dernier temps, et qui se développe souvent déjà dans la fleur de l'âge. Si elle donne l'existence à des maladies aiguës, la marche en est aussi défavorable, et unie à des symptômes fatals. Ces deux dispositions ont des rapports intimes l'une avec l'autre, l'une causant l'autre et s'unissant souvent l'une à l'autre. Elles sont aussi fréquemment l'héritage des parents, qu'elles sont acquises par des causes occasionelles. Non seulement elles ont la plus grande influence sur la marche et l'issue des maladies aiguës, mais elles en favorisent même le développement de toute puissance.

C'est justement contre ces deux dispositions que les eaux de *Kissingen* manifestent leur efficacité particulière, oui, une grande partie de leur efficacité particulière consiste, en ce qu'elles les attaquent dans leur plus profonde source, les combattent et les détruisent.

Nous ne ferons que désigner les nombreuses maladies chroniques, qui ont en elles leur germe, leur terrain et aliment, pour appeler l'attention sur les conséquences importantes pour les individus, doués de ces dispositions, s'ils font de bonne heure usage des eaux minérales de Kissingen.

c) *La pléthore abdominale.* Quelques points de ce que nous avons avancé en parlant de la disposition veineuse, se rapportent aussi à la pléthore. Au reste, cet état de réplétion (engorgement), plus tard presque décrédité, joue un grand rôle.

Là, où il domine, le sang circule lentement, surtout au bas-ventre, il est surchargé de matières étrangères, s'amasse particulièrement dans quelques organes, en gêne et en aliène les fonctions, de sorte que le système nerveux, et principalement le système nerveux sympathique est ombragé, que la vie intellectuelle, et plus encore la vie morale est enveloppée dans un sombre nuage.

Cet état se trouve fréquemment chez les hommes et les femmes, et c'est la source, d'où sortent les hémorroïdes, la goutte, l'hypocondrie, les éruptions de la peau etc., et existant une fois, elles y puisent leur aliment. On rencontre souvent la pléthore abdominale sous les symptômes suivants: développement d'acide, de mucosités et de gaz dans l'estomac; goût désagréable, digestion compromise; gonflement et tensions à la région du foie et de la rate, oppression douloureuse de la poitrine; urine foncée, saturée, fréquemment avec dépôt; selles irrégulières, souvent rares, rarement copieuses; peau sèche, rude, ou produisant des sueurs abondantes qui répandent une odeur désagréable, la peau rarement nette, à l'ordinaire couverte de taches de rousseur, d'éruptions furonculeuses. Pour terminer le tableau, il s'y joint encore épuisement des facultés intellectuelles et du corps, inertie, dégoût, humeur sombre, mélancolique, abattue. De l'abdomen, foyer de ce procédé morbide, il monte vers la poitrine et la tête, et descend vers les parties génitales, aussi tend-il vers les téguments exterieurs généraux.

C'est ici que commence la véritable sphère efficace de nos sources minérales, surtout du *Ragoczy* et du *Pandur*, sphère efficace, qui n'est égalée par aucune autre source. —

d) *La perversion du système nerveux de l'abdomen.* Cette perversion se manifeste de différentes manières. tant somatiques qu'intellectuelles.

Différentes influences, qui laissent d'autres individus intacts, causent à tous ceux, qui sont doués de la dite disposition, des sensations pénibles, des troubles dans la digestion ainsi que dans les différents organes sécrétaires; rarement ils se sentent à leur aise, tout les irrite, les rend capricieux. Bien des formes d'hypocondrie, de mélancolie et d'hystérie trouvent dans cette disposition un terrain fertile.

Comme dans la pléthore abdominale, ainsi dans cette perversion nerveuse, le *Ragoczy* et le *Pandur* développent, quand ces eaux minérales sont mises en usage, une efficacité, qu'on pourrait nommer spécifique.

Les bains de *Pandur* manifestent de même une grande efficacité surtout, quand ils abondent en acide carbonique.

e) *La disposition des maladies de la peau.* La fonction intacte de la peau est de la plus grande importance pour toutes les actions vitales, mais souvent elle est d'une organisation, que la moindre malignité trouble.

C'est ainsi qu'on la trouve faible, inclinée à des sueurs, extraordinairement sensible, ce qui se manifeste à chaque changement de température, mais souvent aussi l'état contraire, inactivité de la peau, rudesse, peu disposée à des réceptions ou à des sécrétions. Des rhumatismes opiniâtres, des maladies aiguës et chroniques de la peau en sont les suites immédiates. Ces deux affections trouvent, par les bains du *Pandur* et du *Soolensprudel,* un secours efficace. Comme elles ne sauraient long-temps exister isolément, sans causer des troubles dans les organes intérieurs, surtout de l'abdomen, l'usage du *Ragoczy* appuie beaucoup les effets des bains.

f) *La disposition pour des maladies des membranes muqueuses.* Les deux états contraires, qu'on rencontre sur la peau, se trouvent aussi sur les membranes internes, surtout sur la membrane muqueuse du tube digestif.

A l'estomac ils se trahissent par les troubles les plus divers de la digestion. Au tube intestinal par des irrégularités dans les évacuations intestinales, celles-ci étant tantôt retenues, tantôt trop copieuses et trop fréquentes.

Sur les autres membranes muqueuses ces états se rencontrent plus rarement, et sont moins apparents.

Il est inutile de faire un détail de toutes les maladies diverses, nommément du tube intestinal et des organes connexes, maladies, qui prennent racine dans cette disposition; et l'importance de la combattre, de la détruire de bonne heure, est assez saillante. Si d'un côté, pour les membranes muqueuses de la poitrine et des parties génitales, le *Maxbrunnen* joue un rôle principal, de l'autre, celui du Ragoczy est encore plus grand. Pourvu qu'on influe par les bains du *Pandur* et du *Soolensprudel* sur les téguments extérieurs antagonistes, qu'on règle et qu'on augmente son activité, toutes les indications sont remplies.

γ) Procédés et formes des maladies.

Nous citerons ici, ou dans bien des cas nous ne ferons qu'annoncer les rapports les plus essentiels sur les procédés et formes de maladies, contre lesquels *Kissingen* prouve son efficacité. Il faut surtout remarquer ici qu'il est assez rare, que des procédés et des formes simples se présentent au traitement, mais ordinairement deux à trois procédés et formes de maladies dans une plus ou moins grande réunion intime. Et c'est justement dans ces complications que nos différentes sources et bains prouvent leurs effets si exquis et méritent la plus grande considération.

a) Affections catarrhales.

Des affections catarrhales de la membrane muqueuse des organes respiratoires, avancées jusqu'au commencement de la phthisie, trouvent en nos sources un remède très efficace, toutefois, sans oublier de vouer notre attention au séjour dans le voisinage des salines.

Elles apportent le même secours aux affections catarrhales de la muqueuse des reins, de la vessie et des organes génitaux.

Les sources minérales, aussi bien que les bains, si riches en acide carbonique, parlent déjà, a priori, à leur avantage.

Les bains des eaux salées ont gagné une grande sphère efficace dans la leucorrhée (fleurs blanches).

Sur la membrane muqueuse du tube digestif on voit se fixer deux états morbides, contre lesquels on emploie tant de sources minérales, mais aucune avec plus de succès que les nôtres, c'est-à-dire, la production de mucosités, d'acide, de gaz à l'estomac et au tube intestinal ainsi que la diarrhée habituelle, qui est produite par des âcretés etc.

b) Affections rhumatismales.

Nos eaux assurent dans plusieurs formes de cette famille de maladies un succès médical, qui attire, depuis un grand nombre d'années, bien plus encore actuellement, toute notre attention. Quand le procédé rhumatismal erre dans les parties musculaires extérieures, encore plus quand il s'est déposé sur des organes intérieurs, quand il est compliqué de goutte, de scrophules, d'hémorroïdes etc., alors *Kissingen* ne démentit jamais ses excellents effets.

Ces effets deviennent plus grands, plus étendus encore, par les bains salins et les bains de gaz; ces derniers, surtout dans les rhumatismes des yeux et des oreilles, fournissent les plus beaux résultats.

c) Affections scrofuleuses.

Ce procédé morbide, si répandu dans la génération actuelle, est, pour ainsi dire, entrelacé avec la jeunesse, sur laquelle il repose comme une malédiction, se manifeste, sous les formes les plus variées, dans tous les organes, et dans les plus divers degrés.

De légères scrofules de la peau et des ganglions lymphatiques seront peut-être guéries aussi sûrement et promptement qu'à *Kissingen,* par les eaux sulfureuses. Mais les formes, qui prennent racine dans les ganglions lymphatiques de l'abdomen, et sur les membranes muqueuses, accompagnées d'une production abondante de mucosités, d'acide et de vers, répondent parfaitement à nos sources. Elles fournissent les résultats les plus favorables dans les scrofules abdominales, qui durent encore après l'évolution, et dans les scrofules des os. Dans la forme la plus maligne, où les scrofules se déposent dans le parenchyme des poumons comme tubercules, le *Maxbrunnen,* uni au petit lait, prouve une grande efficacité.

Et s'il est possible de respirer, en même temps, des vapeurs muriatiques, Kissingen produira, dans les tubercules des poumons, des effets qu'aucun autre remède n'a pu produire jusqu'ici.

Contre des maladies scrofuleuses chroniques des

yeux, les bains de gaz révèlent leurs importantes propriétés salutaires.

Il faut que nous fassions encore mention particulière d'une complication de *scrofules abdominales avec des symptômes nerveux.*

C'est qu'on rencontre, à l'ordinaire chez les femmes non mariées, un groupe de symptômes, auxquels il serait difficile de donner un nom signifiant.

Les ganglions lymphatiques de l'abdomen sont aggrandis, indurcis, souvent aussi douloureux; en même temps apparaissent des symptômes d'hystérie à un degré considérable, et la sécrétion périodique du sang est troublée de bien des manières. Presque toujours les débuts de cet état morbide sont susceptibles d'être poursuivis jusqu'aux premières années de l'enfance, et d'être ramenés à une nature scrofuleuse.

Cet état une fois développé, on trouve les ganglions mésentériques non seulement enflés, mais encore l'étendue du foie et de la rate augmentée. A la suite de cet état, on voit des troubles dans toutes les fonctions de l'abdomen; la digestion est ralentie, inverte avec développement d'acide et de gaz; les évacuations alvines sont fortement retenues, comme dans presque aucune autre maladie chronique: l'abdomen est tuméfié; des congestions vers la poitrine se présentent par fois.

Tous ces symptômes s'aggravent à l'approche des menstrues, dont la sécrétion est faible, incomplète et n'apparaissant quelque fois point du tout, suivie presque toujours de spasmes.

La physionomie exprime les souffrances de l'abdomen

de la manière la plus distincte; les traits font voir de l'oppression, de la douleur; la vivacité est évanouie, l'oeil a le regard mat. Les fonctions intellectuelles n'ont point d'énergie, et elles sont troublées d'images sinistres etc.

Dans ces sortes d'états morbides nos eaux et nos bains occupent le premier rang.

d) Affections hémorroïdales.

Ainsi que dans la pléthore abdominale, les effets des deux sources, le *Ragoczy* et le *Pandur*, sont tout aussi déterminés et sûrs dans le procédé hémorroïdal, quelque variées que soient les formes et la profondeur du siège.

Que le procédé hémorroïdal apparaisse sous la forme de maux de tête opprimants, de sueur piquante, de douleur de rate, de dartre, de vertiges ou de diarrhée muqueuse, d'asthme ou de blennorrhagie par les parties sexuelles, de tuméfaction des ovaires, de faiblesse de vue avec des points noirs ou d'images lumineuses devant les yeux, d'hématemése ou de tuméfaction du foie et de l'utérus, ou d'écoulement de sang du dernier, de spasme violent ou d'hématurie des reins, de la vessie, d'écoulement de sang continuel par l'anus, ou même sans toute excrétion de sang; dans toutes ces formes les effets de nos sources sont bienfaisants, salutaires de l'une ou de l'autre manière.

La preuve la plus incontestable que nos eaux minérales attaquent, détruisent, anéantissent immédiatement le foyer du procédé hémorroïdal, et qu'elles dirigent les sécrétions critiques de sang vers l'organe normal, si elles ne s'y étaient pas développées, et que dans le cas, où elles sont trop copieuses, elles les bornent, les ramènent à un type légal et ne les abolissent qu'alors.

Il faut encore que nous fassions mention des modifications que cette affection souffre chez les femmes.

Ordinairement, le procédé hémorroïdal, ayant atteint une certaine intensité chez les femmes, exerce une influence pernicieuse sur la sécrétion sanguine périodique. Si les circonstances sont favorables, il y nivellement par la grossesse. Mais cela arrive bien rarement, surtout, quand les hémorroïdes se concentrent à l'utérus; car alors la stérilité en est la suite. Ordinairement il s'y associe des symptômes hystériques. Des souffrances, qui durent des années, en sont la suite, jusqu'à ce que vers l'époque du retour, vers le temps de la cessation des règles, il s'élève des orages qui ne se calment pas paisiblement, mais qui, au contraire, donnent naissance au cancer, au fungus médullaire et à d'autres maladies pernicieuses. C'est justement dans ce cas-ci que nous voudrions diriger, par préférence, l'attention sur le *Ragoczy,* les remèdes ne produisant guère d'avantages' toutes les sources minérales connues, même Wiesbaden pas excepté; le secours n'est nullement radical, mais presque seulement palliatif.

e) Affections arthritiques.

Kissingen se réjouit de grandes propriétés contre cette maladie, si elle n'est pas absolument ancienne, et qu'elle se développe en des individus encore jeunes, car il l'attaque directement dans ses racines.

Dans la goutte errante, dans la goutte qui saisit

principalement les organes intérieurs, nos eaux manifestent une efficacité toute particulière, et les douches de gaz acide carbonique apportent de grands avantages dans la goutte nerveuse; aucun autre bain est en état de calmer autant.

f) Affections impétigineuses.

Des exanthèmes chroniques, principalement les dartres, conviennent à nos sources. Car elles racinent dans l'abdomen et ne sont que la fleur d'une maladie siégée plus profondément. Si cette fleur doit dessécher, il faut en détruire la racine.

Les scrofules, la goutte, les hémorroïdes et d'autres dyscrasies ont leurs propres exanthèmes.

Pourquoi ne veut-on pas employer, dans ces cas, les eaux minérales, qui ont prouvé les effets les plus efficaces contre les dites discrasies?

Ce sont, par conséquent, nos eaux qui méritent un haut rang dans quelques exanthèmes particuliers, même le premier rang.

g) Affections hypocondriaques.

Les nombreux malades qui souffrent de l'hypocondrie, et qui fréquentent Kissingen depuis bien des années, prouvent le plus certainement le grand succès que ses eaux procurent dans cette maladie.

On rencontre, en effet, plusieurs formes d'hypocondrie contre lesquelles elles se prouvent comme les remèdes les plus efficaces, surtout, contre les formes qui ont pour principales causes la suppression d'exanthèmes, des procédés goutteux ou rhumatismaux rétrogressés, accompagnés en même temps de causes trop irritantes ou débilitantes qui amènent des rétentions et voilent le système nerveux de l'abdomen.

Le *Ragoczy* et le *Pandur*, aidés quelquefois de bains d'eau salée et de douches de gaz, exécutent le premier rôle. Si, après avoir écarté le rétentions et déchargé le système nerveux, l'on trouve que des sources ferrugineuses sont indispensables, on s'adressera ou à Bocklet ou à Bruckenau, sources qu'on regarde comme differents membres de l'organisme des bains de Franconie.

Pour hâter la guérison de l'hypocondrie, il est indispensable de prendre le *Ragoczy* par intervalles durant l'hiver.

h) Affections hystériques.

L'hystérie se présente sous les formes les plus diverses; elle joue dans le corps de la femme le même rôle que l'hypocondrie dans celui de l'homme, et comme sur mille hommes des classes moyennes et supérieures, on n'en rencontre presque pas un qui soit tout exempt d'une teinte légère d'hypocondrie, ainsi, il en est de même des femmes pour l'hystérie. Cependant pour le traitement de l'hystérie les sources minérales de Kissingen ne sont pas d'une aussi grande importance que dans celui de l'hypocondrie. Les formes d'hystérie, qui sont accompagnées de troubles dans la digestion et dans la sécrétion de la bile, de rétentions abdominales, de tuméfaction du foie, d'irrégularités dans toutes les fonctions abdominales, surtout, de déréglements dans la sécrétion sanguine périodique, liés à de violens maux de tête, même à des spasmes de la poitrine, ces formes-ci et les formes qui s'en approchent trouvent en nos sources un remède délicieux, et dans des cas où des médicamens, des bains ferrugineux, Ems etc. ont été vainement tentés, Kissingen a encore apporté du secours. Mais si l'hystérie n'a débuté que depuis peu de temps, et qu'elle se manifeste sans les troubles dont nous venons de parler, là, où elle apparaît comme affection nerveuse toute nette, en des individus délicats, irritables et jeunes, c'est là où Kissingen est peu convenable.

i) Affections melancoliques.

Nous ne parlons pas ici de cet état mélancolique qui se manifeste dans les hypocondries, dans les hystéries, et dans d'autres maladies de l'abdomen, mais de la mélancolie proprement dite, qui partant du système veineux et du système nerveux des ganglions de l'abdomen, interrompt et trouble la fonction intellectuelle. Plusieurs malades, attaqués de maux de cette nature, se présentèrent à notre source, et dans les cas, où la mélancolie n'a pas encore atteint le dernier degré, où elle n'a pas encore duré trop longtemps, datant au contraire son existence seulement de quelques mois, le Ragoczy rendit les plus heureux services et produisit plusieurs guérisons radicales.

k) Affections asthmatiques.

Seulement dans le cas où l'asthme a jeté ses racines dans l'abdomen et qu'il est nourri de là, il a le droit d'attendre de nos sources le plus heureux succès de guérison; ainsi l'asthme, qui attaque les personnes qui souffrent des hémorroïdes, de la goutte, et celui qui se base sur le procédé catarrhal, rhumatismal, impétigineux, ou parce qu'il a été répercuté, ou parce qu'il n'est pas parvenu à son développement complet intérieur. Dans les dernières formes les bains du Pandur et du Soolensprudel rendent des services essentiels. Chaque année, un grand nombre de patients, qui arrivent avec les susdites formes asthmatiques, quittent Kissingen ou complètement guéris, ou du moins extrêmement soulagés. Aucun ne fera usage de nos sources sans nul avantage.

1) Maladies de l'estomac.

Quel est l'établissement de santé qui ne fût recherché journellement des maladies d'estomac, de malaise d'estomac?

On réunit ordinairement dans les eaux, sous le susdit nom, les symptômes les plus différents, qui sont, en partie, les précurseurs d'autres maladies abdominales, en partie, les symptômes d'affections développées, siégées plus profondément, jouissant, en partie, d'une propre existence.

Si le premier cas a lieu, si le mal d'estomac doit être regardé comme le précurseur d'autres maladies, comme p. ex. de la goutte, de l'hystérie, de la mélancolie etc. il ne peut y avoir aucun doute, d'après ce qui a été dit, que les sources de Kissingen y apportent le secours le plus déterminé. On attend le même succès dans les maux d'estomac qui ne sont que des symptômes de maladies, siégées plus profondément dans l'abdomen, en cas que celles-ci soient de nature à convenir à nos sources, et la maladie fondamentale une fois écartée, la maladie symptomatique lui survivra à peine.

Parmi les affections essentielles de l'estomac, on distingue deux groupes de maux qui se présentent le plus fréquemment. L'un des groupes se manifeste par une grande sensibilité et irritabilité des nerfs de l'estomac, de sorte que bien des alimens ne sont nullement supportés et souven trendus, que d'autres causent des sensations pénibles, et que la digestion se fait toujours sous des troubles graves de la santé.

Le second groupe se caractérise par une digestion inerte et pénible, accompagnée d'éructations fréquentes. de goût désagréable, de pyrosis, même de vomissements et de grands dégagemens de gaz, d'oppression, de gêne ainsi que d'une production abondante de mucosités et d'acide, de selles irrégulières avec des sécrétions de bile augmentées ou diminuées et qualitativement aliénées.

Ces deux groupes trouveront un secours sûr par le *Maxbrunnen* et le *Ragoczy*.

Des centaines de souffrants, affectés de ces maux, arrivent tous les ans à Kissingen et le quittent délivrés de leurs maux.

Quelques autres maladies d'estomac, comme le vomissement habituel, des douleurs d'estomac, la cardialgie et d'autres, viennent se présenter tous les ans à nos sources, preuve palpable qu'elles trouvent ici leurs secours.

En considérant les propriétés du Ragoczy, on n'hésitera pas à lui assigner, parmi les remèdes et les sources si renommées, une des premières places.

m) Maladies du tube intestinal.

Nous n'allons citer ici qu'une seule, *l'inertie,* la *constipation* du tube intestinal. Cet état morbide se rencontre très fréquemment auprès de nos eaux. Des hommes et des femmes de condition, qui mènent une vie sédentaire, qui travaillent beaucoup de l'esprit, qui font usage d'une nourriture irritante, qui ne sont pas capables d'écarter d'eux, les affections passionnées et surtout les affections déprimantes, souffrent ordinairement de la constipation habituelle. Les remèdes les plus variés sont dirigés contre elle; mais voilà le cas auquel le *Ragoczy* et le *Pandur* apportent le secours le plus sûr.

L'état contraire, des selles trop fréquentes, la *diarrhée habituelle,* est bien plus rare. Il est produit par différentes causes; il n'est souvent que le symptôme du procédé goutteux, hémorroïdal etc.

Dans ces cas-ci, ainsi que dans le cas où la diarrhée vient à la suite du trouble de la fonction du foie, ou qu'elle se base sur une maladie idiopathique du tube intestinal, le *Ragoczy* prouve une efficacité indubitable, et je ne connais aucune source qui puisse être comparée à lui.

n) Maladies du foie, de la rate, du pancreas, et des veines.

Dans les maladies chroniques du foie, de la rate, et du pancreas Kissingen joue un des principaux rôles.

D'abord il faut nommer tous les états morbides par lesquels la sécrétion et l'excrétion de la bile sont interrompues de quelque manière. ce qui se trahit par plusieurs formes de maladies. Il apporte les mêmes effets aux individus qui souffrent de l'érésipèle habituel, en général, au procédé érésipélateux qui a ses racines dans le foie. La tuméfaction du foie, avant tout, mérite d'être mentionnée. Le foie grossit à la suite de la sécrétion de bile supprimée, d'engorgement de sang et d'inflammation antécédente, de procédés morbides qui répercutés de la peau ou d'autres organes, s'y sont déposés, etc. Dans ces états morbides, Kissingen ne dénie pas sa grande efficacité et entre en concurrence avec Carlsbad.

Ce que nous venons de dire de l'induration du foie se rapporte de même à la tuméfaction de la rate, seulement, que Kissingen joue dans ce cas un rôle plus étendu Quant à la tuméfaction et à l'induration du pancreas, j'ai vu que, dans quelques cas, le Ragoczy et les bains des eaux salées ont procuré un avantage indubitable. *Relativement* aux calculs biliaires et veineux, Kissingen n'a pas été apprécié comme il le mérite. Les observations que nous avons recueillies en ce lieu, présentent un résultat favorable.

o) Maladies des ovaires et de l'uterus.

L'efficacité exquise de nos sources minérales dans les maladies des ovaires et de l'utérus est un fait constaté dès long-temps. Elles raniment dans les organes l'activité d'éliminer les rétentions de sang morbide, et amènent un échange plus actif des matières, de sorte que les tuméfactions sont bientôt résolues.

Tant de cas de stérilité, qu'on a essayé en vain de

guérir par les eaux ferrugineuses, ont trouvé ici leur guérison. Il faut examiner rigoureusement, si l'on ne veut pas s'exposer à commettre des fautes, si la stérilité est causée par une véritable faiblesse ou par la tuméfaction, par l'engorgement de sang ou par des dépositions d'autres procédés morbides sur l'utérus ou sur les ovaires. Dans le premier cas les bains ferrugineux sont le remède capital, mais dans le second, c'est notre source, qui est efficacement renforcée par les bains des eaux salées et de gaz.

Les cas, où des dépôts de pus dans le foie et dans les reins ont eu lieu, et où le pus a été heureusement vidé, ne se sont présentés qu'en fort petit nombre à notre observation. Les thermes sont directement nuisibles dans ces maux, et nous avouons que la plupart des sources froides ne sont pas moins préjudiciables.

Par conséquent il est avantageux et important de posséder des sources qui puissent être employées, non avec danger, mais décidement avec avantage.

p) Douleurs des nerfs, névralgies.

Pendant les dernières années nous avons eu plusieurs fois l'occasion d'apprécier les effets que produit l'usage intérieur et extérieur de nos sources dans la névralgie de la face ou tic douloureux, dans la névralgie des parties génitales, et nous avons observé que, lorsque ces douleurs se basent sur des maux siégés plus profondément, ou combinés avec d'autres dyscrasies, aucun établissement de santé n'est plus favorable que Kissingen; mais les cas qui, au contraire, ne surpassent presque pas leur siége local, conviennent plus aux thermes. On est en droit d'attendre aussi de bons effets des douches de gaz et de vase du sel de cuisine.

q) Atonie du système vasculaire et nerveux de l'abdomen.

Dans les organes de l'abdomen, dans le tube digestif, au foie, à la rate, même aux parties génitales, tant de l'homme que de la femme, il s'établit non rarement un degré plus ou moins haut de relâchement, d'inactivité, ou à la suite de trop forte irritation, ou à la suite de causes débilitantes. Les fonctions de ces organes ne se font que lentement, qu'incomplètement, et les individus, saisis de cet état, sans être malades proprement dit, se trouvent cependant dans une situation malaisée et ténébreuse. L'efficacité de nos sources minérales et de nos bains s'est prouvée, dans cet état morbide, par les effets les plus déterminés.

Les hommes principalement sont assez souvent assujettis à ce mal à un plus haut degré, à une atonie, à une débilité du système vasculaire et nerveux de l'abdomen, que toutes les fonctions se font lentement et incomplètement, et même non seulement celles de l'abdomen, mais aussi plus ou moins celles des autres organes. La digestion nommément est compromise; tandis qu'elle exige les alimens les plus exquis, elle ne fournit cependant qu'une mauvaise coction.

Les selles sont fort lentes, insuffisantes, consistantes, rarement de la diarrhée, qui est accompagnée alors de déjection d'aliments indigestes. Il y a constriction et ordinairement restriction du bas ventre, qui ressemble au toucher à une masse morte, la peau est rude, sèche, la transpiration est presque nulle. Les mains et les pieds sont constamment froids, et s'ils s'échauffent momentanément, cette chaleur est ardente, la tête est accablée.

Des émotions, soit intellectuelles ou physiques, jettent le malade dans une tension fébrile. Les troubles intellectuels marchant en parallèle avec les troubles somatiques.

L'esprit est de même épuisé, comme paralysé, le sentiment repoussé, les sens accablés, ne prennant part presque à rien, leur énergie cassée; ces hommes trainent leur vie, et se distinguent par là des hypocondres. Cet état se rencontre à l'ordinaire chez ceux, qui ont joui de leur vie dans tous les sens, qui ont dissipé la force de la jeunesse; plus rarement chez des hommes qui, par une forte perte de sang, durant un long espace de temps, par des médicamens irritants, ont épuisé leur énergie vitale, ou qui, à côté d'une vie déréglée, ont été accablés, par des années, des soucis, sans pouvoir relever pour des moments leur esprit abattu.

Nous ne connaissons jusqu'à présent aucun établissement de santé où ces malades-ci puissent espérer un secours aussi sûr qu'à Kissingen, où l'on trouve à sa disposition le Ragoczy, les bains du Soolensprudel, si riches en gaz acide carbonique, et les douches de gaz elles mêmes.

δ) Maladies consécutives a la suite d'affections aiguës.

Les maux consécutifs à la suite d'affections aiguës fébriles ne conviennent pas à chaque source minérale. Une considération particulière méritent, sous ce rapport, quelques sources sulfureuses et ferrugineuses ainsi que la plupart des sources acidules.

Le Maxbrunnen appartient à ce nombre, mais le Ragoczy et les bains du Pandur méritent une haute considération dans les maux consécutifs qui font la suite de maladies aiguës, parcequ'ils leur apportent un changement salutaire sensible.

A la tête se trouvent les maux consécutifs qui suivent les fièvres intermittentes, accompagnées de relâchement des fonctions de l'abdomen, de troubles dans la digestion. C'est dans ces maux-ci que le Ragoczy joue un rôle satisfaisant. Ordinairement, le patient verra son bien-être et ses forces d'autant plus augmenter qu'il continuera l'usage du Ragoczy. Dans d'autres cas on voit reparaître la fièvre intermittente, mais toujours à l'avantage du patient, car elle ne fait que deux ou trois accès, et disparait alors d'elle-même, suivie d'une amélioration plus rapide.

Ces résidus morbides qui existent encore après des fièvres nerveuses et après des dyssenteries etc. disparaissent rapidement par l'usage du Ragoczy et des bains du Pandur qui développent dans ce cas des propriétés très salutaires.

Le Maxbrunnen joue un rôle efficace tout particulier après des maladies aiguës de la poitrine. Les mêmes effets ont lieu après des couches trainantes si l'on y joint des bains.

Nos sources prouvent leur utilité dans la dyscrasie artificielle, causée par un emploi trop prolongé de remèdes dans des maladies aiguës et chroniques. Dans ce cas nous avons observé, et c'est bien intéressant sous maint rapport, que le Ragoczy agit plus lentement que dans des maladies toutes nettes. En général, les maladies qui n'ont été traitées que par peu de remède s'évanouissent par l'usage de nos sources, plus facilement, plus rapidement et plus sûrement que celles, qui ont subi un traitement de nombreux remèdes.

Seulement par la diversité et la combinaison des différentes sources il y a possibilité de combattre, avec succès, une si grande variété de maladies, et de fournir des résultats curatifs qu'on espère de peu d'autres établissements de santé.

4) Effets et puissance médicale des sources minérales et des bains en particulier.

A. Sources destinées à l'usage intérieur.

1) Le Maxbrunnen.

a) Effets du Maxbrunnen en général. Cette source aigrelette, prise le matin à jeun, cause d'abord un picotement à la bouche et au nez qui force les personnes à tousser légèrement, puis une sensation de chaleur à l'estomac, l'extension du dernier, quelquefois un peu d'oppression faible, de l'accablement de la tête, semblable à un léger enivrement, et ensuite une sensation de bien-être, de rafraîchissement et de légèreté. La première activité, après la prise de quelques verres du Maxbrunnen, se manifeste dans les reins, leur sécrétion s'augmente rapidement; bientôt la sécrétion de la peau s'augmente aussi, son influence sur le tube intestinal apparaît le plus tard.

Les premiers jours qu'on fait un usage modéré de cette source aigrelette, les selles ne sont, à l'ordinaire, point du tout augmentées, elles ne le sont qu'après l'espace de quelques jours, mais non pas à un haut degré. Souvent elles sont très muqueuses.

Cette sécrétion muqueuse augmentée est constante dans les bronches, surtout si la muqueuse respiratoire souffrait auparavant, de là expectoration fréquente, et dans les autres membranes muqueuses.

Il résulte que le Maxbrunnen a des propriétés réfrigerantes, rafraichissantes, animantes et épurantes, qu'il a des rapports salutaires avec les membranes muqueuses, et que c'est sur elles ou d'elles qu'il déploie ses effets. Si par son usage prolongé, il est reçu dans la circulation, il en sépare les matières hétérogènes en produisant un échange de matières plus rapide, et en influant sur les nerfs végétatifs, d'où vient qu'il écarte les rétentions, qu'il régle la circulation, et qu'il élimine les éléments morbides, s'ils ne sont pas encore trop puissants.

b) *Effets du Maxbrunnen en particulier.*

Envisageons-les sous les différents points de vue susmentionnés.

α) *Comme moyen diététique.*

En cette qualité le Maxbrunnen sert principalement au tempérament bilieux et phlegmatique, à des individus pléthoriques et à ceux dont le système sanguin tend à la veinosité, quand on en fait un usage journalier, ou seulement le matin, ou aussi l'après-midi avec un peu de vin et de sucre. Il ne faut pas recommander de le prendre pendant le repas parcequ'il trouble la digestion par son grand contenu de sels.

Il fait valoir surtout sa propriété rafraichissante, animante, et excite les sécrétions, ce qui ne peut être qu'avantageux dans les dits tempéraments et individus. Cependant il ne doit pas être pris en trop grande quantité, comme en général, d'outrer la mesure même de l'eau douce.

β) *Dans les dispositions pour des maladies.*

1) En des individus qui ont de la disposition pour les catarrhes, pour les phlegmasies de la membrane muqueuse des organes de la poitrine, pour la phlegmasie de ces organes eux-mêmes. Si l'on joint le petit-lait au Maxbrunnen, ses effets sont alors encore plus salutaires.

2) Dans les cas où il y a forte production de mucosités, d'acidité avec des dérangements dans les évacuations alvines avec des vers, surtout chez les enfants, souvent comme précurseurs de la maladie scrofuleuse, c'est ici que nos sources méritent probablement la préférence sur tous les autres remèdes et sur des eaux minérales semblables.

3) Dans la digestion inerte qui se fond sur la perversion des nerfs de l'estomac, unie à une sécrétion incomplète de bile qui cause un dégagement de gaz avec pyrosis, phénomènes qui débutent comme premières traces de maladies opiniâtres du bas-ventre.

4) Dans la disposition pour la phthisie pulmonaire, surtout dans la scrofuleuse qui se développe à la fleur de l'âge.

5) Dans les âcretés des humeurs qui se manifestent surtout chez les enfants par l'odeur des sueurs, par des exanthèmes de la peau, et par de légères diarrhées.

γ) *Dans les maladies développées.*

1) Dans les différentes formes de la maladie scrofuleuse, quand elle parait dans la constitution floride, tandis que le Ragoczy convient plutôt à la constitution scrofuleuse torpide.

2) Dans le catarrhe chronique des organes respiratoires, du tube intestinal et des parties sexuelles.

3) Dans la phthisie muqueuse, surtout, dans la forme qui vient à la suite de rhumatismes répercutés d'exanthèmes supprimés etc.

4) Dans la blennorrhagie par les parties sexuelles, si elle se base moins sur la faiblesse que sur la sanguification troublée ou sur des âcretés.

5) Dans la production de mucosités, de calculs et de gravelles dans les reins.

6) Dans ce groupe de symptômes qu'on désigne communément par le nom de maux d'estomac, acidité dans

l'estomac, flatulence, mucosité, etc. accompagnées de pyrosis, et quelquefois de vomissement.

δ) Dans les maladies consécutives.

C'est dans la convalescence, après des catarrhes aigus, après des inflammations des poumons, en général, où les organes de la poitrine ont subi une maladie inflammatoire, que le Maxbrunnen rend d'excellents services. Il rend des services semblables, même encore plus excellents après des fièvres gastriques et bilieuses. Il mérite encore d'être employé chez les enfants, après leur sortie de la coqueluche, du croup, de la scarlatine, de la rougeole etc. pour en dissiper les maux consécutifs.

ε) Valeur particulière du Maxbrunnen.

Si on élève la question, quelles sont les propriétés du Maxbrunnen et en quoi se distingue-t-il des autres sources aigrelettes? voici ce qu'on pourra répondre. Sous le rapport physique, il ne se distingue guère des autres sources aigrelettes; sous le rapport chimique, il se réjouit de mainte propriété: tandis que dans presque toutes les autres sources aigrelettes les sels carboniques prédominent, le Maxbrunnen contient, par préférence, des sels muriatiques, tandis qu'il y a à peine une source acidule qui ne contînt pas plus ou moins de carbonate de fer, lui en est entièrement dépourvu, et c'est justement par cette circonstance qu'il entre en un rapport salutaire avec les poumons. Le fer est nuisible dans les maladies des poumons; c'est pourquoi il faut avoir toutes précautions, si on veut employer, dans les maladies de la poitrine, des sources acidules qui contiennent du fer. L'eau de Selters peut être recommandée assez hardiment dans les maladies des poumons, par la raison, que le fer se dépose dans les cruches.

C'est en partie par cette raison, en partie par son contenu de muriate de soude, que le Maxbrunnen est salutaire dans les maux des poumons qui sont accompagnés d'expectoration, de crachats de sang, de légers symptômes fébriles, et cause bien moins d'irritation qu'on pourrait croire d'après ses principes chimiques.

2) Le Thérésienbrunnen.

Des expériences certaines sur les effets de cette source aigrelette manquent encore. Quoique ressemblant au Maxbrunnen pour les principes constituants les plus importants, il présente cependant quelques différences qui nous engagent à l'envisager encore en particulier. Nous l'avons jusqu'à présent seulement essayé comme moyen diététique, et nous croyons pouvoir le préférer, sous maint rapport, au Maxbrunnen, à cause de son doux effet qui ne laisse pourtant pas d'aller assez profondément.

3) Le Ragoczy.

a) Effets du Ragoczy en général.

Un verre de Ragoczy, pris le matin à jeun, excite dans l'estomac une sensation de chaleur et de rafraichissement; bientôt l'estomac commence à s'étendre et cause une légère tension, et par la bouche s'échappent, de temps-en-temps, des bouffés de gaz; la tête est accablée peu-à-peu, et une pression à la région frontale, même des vertiges, se manifestent. Si l'on se fait suffisamment de mouvement, pendant qu'on en fait usage, les téguments généraux commencent facilement à transpirer, la sécrétion des urines et de la membrane muqueuse des poumons est augmentée, et enfin viennent deux à trois selles, rarement davantage. Le cycle de ces phénomènes dure deux heures jusqu'à quatre heures, alors l'extension de l'abdomen et l'accablement de la tête disparaissent; on se sent libre, franc de toute incommodité durant toute la journée.

Le Ragoczy, quelque temps d'après l'ordonnance, provoque dans l'organisme morbide en général les phénomènes suivants.

Les premiers jours, les sécrétions du tube intestinal et des reins sont plus abondantes; on se sent aisé, léger, franc; l'appétit vient, est même augmenté, ce qui séduit à faire de plus forts repas qui ne font jamais du bien.

Une plus forte activité se développe peu-à-peu dans tous les organes sécrétoires et excrétoires; le corps transpire facilement, toutes les membranes muqueuses, nommément celles des poumons, des yeux et des parties sexuelles sécrétent plus de mucosités qu'auparavant et qui, à l'ordinaire, ont aussi changé de nature. Dès la première septénaire jusqu'à la deuxième, selon la nature de la maladie, selon l'individualité etc., l'état général de la santé se change sensiblement, causé par l'activité élevée de l'organisme, laquelle commence à agir contre la maladie. Le malade est irascible, capricieux, désaccordé; l'usage de l'eau ne lui rend plus le bien-être, la légéreté, comme auparavant, la langue est enduite, l'appétit plutôt diminué; il n'y a plus cette régularité et harmonie dans les sécrétions, l'une l'emporte sur l'autre, et il en résulte des irrégularités dans les selles. Toutes les matières, ou du moins la plupart subissent des altérations qualitatives plus ou moins grandes. Les mucosités sont plus épaisses, consistantes, grises, noirâtres, de saveur et d'odeur particulières, quelquefois plus âcres. La sueur est visqueuse, tenace, de même toute particulière, souvent acidule, rarement d'une odeur pourrie; l'urine est trouble, se décompose facilement, les principes acides et alcalins sont prépondérants, elle est couverte d'une pellicule luisante, graisseuse.

De toutes les matières sécrétées, c'est elle qui présente le plus rarement des altérations frappantes; les évacuations alvines au contraire ne conservent jamais leur nature normale et précédente; sous le rapport de la couleur et de la consistance, elles présentent les modifications les plus variées avec des symptômes palpables de sécrétion aliénée de la bile. Voilà seulement les symptômes visibles de changements qui se font dans l'intérieur des organes, et qui s'aperçoivent aussi plus ou moins manifestement d'autre manière. L'abdomen s'étend, est sensible et s'amollit; le foie est moins dur au toucher, et son étendue augmente les sensations pénibles qu'il cause, manifestant la révolution qui s'y fait; il en est ainsi, quand la rate, le pancréas, les ganglions mésentériques, l'utérus et les ovaires sont affectés.

Les simples procédés morbides comme le procédé scrofuleux, goutteux, hémorroïdal, hypocondriaque etc., font des crises plus ou moins fortes.

Le commencement de cet état présente toujours une grande régularité qui observe le type septénaire.

Dans toute l'étendue de la cure se présentent, sous différentes conditions, bien des modifications.

Le Ragoczy éveille l'activité dans le total du procédé nutritif, nommément de celui de la reproduction, l'excite, de sorte que la métamorphose organique, l'échange des matières, se font plus rapidement, pendant lesquels les matières hétérogènes morbides sont éliminées, ce qui se déclare par la sécrétion augmentée et stimulée de tous les organes de cette nature. Cela arrive souvent par pauses, car, les sécrétions critiques augmentées ayant duré quelques jours, il y a en quelque sorte suspension; les sécrétions retournent à leur quantité et nature habituelles jusqu'à ce qu'elles reprennent, après un espace de quelques jours, la nature critique.

Les effets du Ragoczy pénètrent encore plus profondément, ils vont directement au système sanguin veineux de l'abdomen, au système des nerfs végétatifs, partant de cette source primitive, ils changent, réorganisent le procédé nutritif, de là ses rapports spécifiques avec le foie, la rate, et même avec l'utérus. Avec ces effets qui animent, qui excitent l'activité de la nutrition, il réunit encore les effets roboratifs. C'est par cette union que les matières morbides ne sont non seulement écartées plus rapidement, mais encore plus complètement, et l'organisme est en même temps fortifié au point de pouvoir agir contre la nouvelle production de ces matières et de recouvrir son intégrité et sa santé précédentes. Par ce qui vient d'être dit, on reconnaît, tant soit peu, la sphère active de cette eau minérale.

b) Effets du Ragoczy en particulier.

α) Comme moyen diététique.

Le Ragoczy est à peine employé à des buts diététiques en sens strict; sinon on trouve quelques hommes qui ne sont pas justement affectés d'une forte constipation et qui font usage de quelques verres pendant quelques semaines. Dans ce cas il sert comme préservatif, et il mérite en cette qualité une considération particulière. Plusieurs médecins ont déjà essayé le Ragoczy comme préservatif contre la dyssenterie et le choléra, et même avec succès.

β) Dans les dispositions pour des maladies.

Dans celles-ci le Ragoczy joue, sous plusieurs rapports, un grand rôle:

1) Dans la constitution veineuse, dans la pléthore abdominale dont nous avons déjà cité l'essentiel.

Il serait difficile de trouver une constitution, un âge, où le Ragoczy ne fut pas indiqué

2) Dans la disposition pour des rétensions dans le tube intestinal, pour des constipations héréditaires ou favorisées par le genre de vie. Dans ces deux cas, il suffit de faire un usage modéré de quatre semaines à la source, d'en répéter l'usage qnelque temps durant l'hiver et même de visiter de nouveau Kissingen après quelques années.

3) Dans la disposition pour la goutte, pour la mélancolie, pour l'hypocondrie etc., surtout s'il y a quelque chose d'héréditaire.

Par la visite de Kissingen, de temps-en-temps réitérée, ainsi que par l'usage intérieur du Ragoczy, envoyé par intervalles, au printemps, en automne, cette disposition est, sinon détruite, pourtant tellement supprimée qu'il sera impossible d'éclater en maladie.

4) Dans les troubles de la sécrétion sanguine périodique des femmes qu'il faut regarder dans bien des cas comme la disposition pour les hémorroïdes, l'hystérie accompagnée de rétentions opiniâtres etc. Les effets spécifiques du Ragoczy sur l'utérus, sur la régularisation de sécrétion sanguine se présentent sous les couleurs les plus flatteuses.

5) Dans la faiblesse et la perversion du système nerveux sympathique, qui donnent naissance à la disposition pour les fièvres nerveuses ainsi que pour des formes particulières d'hypocondrie, de mélancolie, d'hystérie etc.

6) Dans la disposition héréditaire pour des maladies tant aiguës que chroniques du foie, de la rate, de l'utérus.

γ) *Dans des maladies complètes.*

Il fut déjà en partie défini, en parti annoncé ci-dessus dans quels procédés morbides le Ragoczy exerce la plus grande efficacité. Il suffira d'y ajouter encore quelques remarques.

1) Dans le procédé scrofuleux qui est fixé dans l'abdomen et qui a gagné une grande étendue, comme on l'observe surtout pendant l'évolution, et si fréquemment pendant les années suivantes, le Ragoczy agit, sans doute par ces propriétés résolutives, excitatives et comboratives, si salutairement.

2) Dans la veinosité développée qu'on n'apprécie que

lorsqu'elle paraît sous la forme de fièvre veineuse, gastrique ou gastro-nerveuse, ainsi que sous la forme d'inflammation veineuse, où les médicaments sont si rarement fructueux, le Ragoczy n'a pas de pareil.

3) Dans les formes normales des hémorroïdes, le Ragoczy joue, sans doute, le rôle le plus salutaire.

4) Pour agir salutairement sur l'hypocondrie et l'hystérie, il s'agit de ne pas prendre le Ragoczy en trop grande quantité et de continuer quelque temps son usage.

5) Les médecins des aliénés ne se promettent guère d'avantage des sources minérales dans la mélancolie. Mais les observations, recueillies depuis quelques années, prouvent ses vertus exquises dans cette maladie.

6) Les maux nombreux variés, et opiniâtres de l'estomac, avec lesquels les malades accourent au Ragoczy en prouvent suffissamment les propriétés salutaires, et dans ces maux-ci ils disputent le rang à chaque autre source minérale.

7) Il est inutile de dire encore davantage sur les effets du Ragoczy dans les rétentions de l'abdomen.

8) Nous avons assez parlé des tuméfactions des organes du bas-ventre, surtout du foie. Cependant nous ferons mention des effets particuliers, presque spécifiques, du Ragoczy sur l'utérus et sur les ovaires. Bien des stérilités sont fondées dans une surabondance de sang, dans la tuméfaction, dans l'inertie etc. de ces organes, le Ragoczy donne les plus heureux résultats.

9) Dans la goutte, dans le rhumatisme dans les exanthèmes chroniques etc., le Ragoczy joue plutôt un rôle très salutaire.

δ) *Dans des maladies consécutives.*

Nous avons déjà nommé les maux consécutifs des fièvres intermittentes. Il faut compter encore ici la convalescence à la suite des fièvres qui siégaient dans l'abdomen, en particulier au tube intestinal, puis à la suite des inflammations du foie, de la rate, de l'utérus; mais il faut que toute trace d'inflammations soit dissipée.

La sphère du Ragoczy est, comme nous voyons, très étendue. Il est donc de notre devoir d'en rechercher scrupuleusement les limites. L'essentiel a été communiqué ou du moins annoncé; nous allons faire encore mention de quelques points particuliers.

1) L'emploi du Ragoczy reclame beaucoup de précaution dans les constitutions artérielles, où prédomine généralement le système artériel.

2) Dans les cas des congestions à la poitrine, aux poumons, de disposition pour des maladies des poumons ou quand ils sont déjà attaqués de disposition pour des expectorations sanguines etc-, l'emploi du Ragoczy est absolument préjudiciable. On ne peut avoir, en général, trop de précaution quand les poumons sont essentiellement affectés. Mais il en est tout autre quand cet organe ne souffre que secondairement de la part du bas-ventre.

3) Le Ragoczy produit de funestes effets, quand les organes du bas-ventre et de la cavité pelvienne sont affectés d'inflammation, surtout quand elles sont lentes.

e) *Valeur particulière du Ragoczy.*

Le Ragoczy réunit sous le rapport chimique des principes qui, séparément, présentent déjà les caractères essentiels des sources minérales, de sels, de fer, de l'acide carbonique; toutes ses matières en grande quantité et en belle harmonie, c'est un caratère essentiel du Ragoczy; car aucune autre eau minérale ne présente cette heureuse proportion chimique. Ce sont ou les sels ou le fer ou l'acide carbonique qui sont prépondérants; de là résultent des sources salines, des sources ferrugineuses ou des sources acidules. Le Ragoczy est tout cela en même temps. Les effets se manifestent de la même manière. Il possède les propriétés des eaux salines, des sources ferrugineuses et des sources acidules, par conséquent ces propriétés se réunissent en lui et font un ensemble qui lui imprime son caractère, présentant une eau minérale toute particulière qui n'a pas de pareille, et qui occupe une sphère d'activité qui n'est propre qu'à lui.

Les points suivans, abstraction faite de ce que nous avons déjà communiqué, prouveront plus clairement ce que nous venons de dire.

Le Ragoczy ne se réjouit sans doute, d'une si grande sphère active comme aucune autre source minérale, que parcequ'il réunit harmoniquement et organiquement des propriétés qu'on ne rencontre ailleurs que séparément; si le besoin individuel le réclame, c'est tantôt l'une, tantôt l'autre des sphères qui doit prédominer et si, dans quelques cas, il ne fournit pas les résultats qu'on espère, son usage n'est pas suivi de désavantage, comme on l'observe, non rarement, par les sources minérales qui n'ont qu'une seule sphère active et qui nuisent directement, quand elles ne sont pas employées avec avantage. Le Ragoczy convient aux différentes constitutions et aux différentes âges et tempéraments.

2) La digestibilité très facile du Ragoczy.

Si l'on observe la diète convenable et la quantité répondante à chaque individualité, il est reçu, supporté et digéré de chaque estomac, même du plus irritable et du plus sensible.

Nous ne connaissons jusqu'ici aucun cas, où le Ragoczy n'eût été supporté.

On sait bieu qu'aucune autre eau minérale ne peut se flatter de cette qualité. Voilà aussi la cause des fréquents péchés qu'on commet par le Ragoczy.

3) Il y a une autre propriété du Ragoczy qui marche en parallèle avec la précédente; c'est son effet sur le tube intestinal, qui ne dure qu'un certain et très court espace de temps. Pris en une certaine quantité, il produit ou immédiatement ou peu après l'usage, dans le temps d'une heure ou deux heures, une, deux, ou tout au plus trois évacuations alvines, qui viennent rapidement, sans douleur, sans sensations désagréables, préliminaires, produisant, au contraire, des sensations de bienfaisance, de bien-être, et voilà son effet terminé dans cette direction-là pour toute la journée.

4) Encore une autre propriété du Ragoczy est son influence intensive sur la vie intellectuelle et sentimentale de ceux qui souffrent des maladies de l'abdomen un peu graves.

Dans une certaine période de la cure, rarement déjà le septième, souvent du quatorzième jusqu'au vingt-unième jour, ces malades sont transmis dans une humeur très sombre, regardent tout par une nuée ténébreuse, vivent sans espérance et passent des heures dans un état véritablement désespéré. Cet état n'a qu'une durée d'un ou de plusieurs jours, alors un rayon de lumière vient percer et dissiper cette nuit; cependant ce n'est pas l'effet d'un coup, les rayons pénètrent seulement l'obscurité, l'un après l'autre, jusqu'à ce qu'ils s'emparent, peu-à-peu, de la domination et qu'ils l'abattent; alors la liberté et la gaieté, symptômes de la convalescence commencée, triomphent du souffrant. Durant le cours de cette période il est impossible, à bien des personnes, de continuer, plus d'une heure, une lecture facile, ou d'écrire une lettre, ou d'entrer en une vive conversation avec pleine connaissance. Chacun qui prend du Ragoczy est saisi plus ou moins de cet état, et il sert à prouver incontestablement les effets profonds et sur le système cérébral et sur le système de ganglions. De là ses effets distingués sur l'hypocondrie, la mélancolie, en général, sur les maladies auxquelles la sphère intellectuelle est plus ou moins en proie.

5) Les effets consécutifs durables du Ragoczy sont encore une circonstance à lui propre et digne de considération.

Tandis que les autres eaux minérales résolutives, altérantes, après le terme de leurs effets donnent à peine assez de force à l'organisme, d'avancer toujours dans la convalescence et nécessitent par conséquent souvent l'emploi d'une source ferrugineuse qui, mal employé, rappelle bientôt l'ancien état, et replonge le convalescent dans ses anciens maux, tandis que celui, qui a fait usage du Ragoczy, se trouve dans une situation bien plus favorable; car les éléments morbides sont non seulement éliminés, mais le système vasculaire et nerveux a acquis une telle vigueur, qu'il est en état de résister puissamment à des invasions morbifiques. En suspendant l'usage du Ragoczy l'effet n'en cesse pas, au contraire, il continue encore bien du temps. Et les cas qui exigent des sources ferrugineuses comme cure complémentaire, se basent sur d'autres causes que celles qui reclament ces eaux après l'emploi de Carlsbad, Marienbad etc.

6) Il ne faut pas oublier que le Ragoczy convient parfaitement aux envois. C'est vrai, il partage cet avantage avec plusieurs sources minérales froides, mais les thermes, avec lesquels il est principalement en concurrence, ne sont pas susceptibles d'envoi. La cure ne se borne donc pas au court séjour auprès de la source, elle peut être continuée toute l'année, et avec d'autant plus de sûreté qu'on donne beaucoup de soin aux quantités de Ragoczy qui servent aux expéditions.

4) Le Pandur.

a) Effets du Pandur en général.

Les Phénomènes et les effets, appelés par l'usage intérieur du Pandur, ressemblent, en général, à ceux que produit le Ragoczy. Il agit avec la même force sur les reins, un peu plus vivement sur la peau et sur les déjections intestinales; c'est pourquoi on le préfère dans les cas, où il s'agit d'agir plus définitivement et plus promptement sur le tube intestinal.

Les réactions soint moins tumultueuses, les congestions vers la tête et la poitrine ne sont jamais aussi violentes.

Les effets que le Pandur produit, quand on en fait usage le soir, méritent d'être considérés en particulier.

Pris le soir, par deux, tout au plus par trois verres, il calme l'organisme, favorise un doux sommeil, l'appelle même, s'il a manqué auparavant. Il augmente en même-temps la transpiration, même aussi un peu la sécrétion rénale; mais point du tout les évacutions alvines, si l'on ne fait pas usage d'une trop grande quantité, mais le matin au contraire il les excite, rarement avant, à l'ordinaire pendant ou après l'usage du Ragoczy.

Son usage, réglé de cette manière, il renforce les èffets du Ragoczy, comme celui-ci ne convient point du tout à l'usage du soir, ou seulement à un très petit nombre de personnes, causant trop d'irritation, trop d'inquiétude etc.

Au reste, nous observons entre le Pandur et le Ragoczy les rapports suivants:

1) Le Pandur réunit, comme le Ragoczy, la propriété résolutive, altérante à la roborative, mais non pas dans les mêmes proportions, car la propriété altérante est prédominante.

2) Son rapport avec le système nerveux lui donne la faculté d'exercer sur lui une action plus calmante et de ne pas exciter en lui des révoltes psychiques violentes.

3) Son action est aussi moins violente sur le système sanguin, en amenant plus lentement les métamorphoses et plus doucement les pertes de sang critiques.

4) Au commencement de la cure, il déploie, en revanche, un plus grand effet sur les sécrétions de la peau et du tube intestinal, mais si l'on en continue l'usage, ces deux eaux présentent égalité d'effets à quelques petites exceptions près.

b) Effets du Pandur en particulier.

Le Pandur mérite d'être préféré au Ragoczy, dans tous les cas, qui réclament plutôt les propriétés altérantes et résolutives que les propriétés roboratives, et où on désire produire une influence plus douce, par conséquent:

1) Chez des jeunes femmes en proie à la pléthore, surtout du système de la veine porte, quand, avant les commencements du flux périodique, il y a de fortes congestions vers le foie, la poitrine et la cavité cranienne.

2) Chez des individus au système nerveux irritable, chez lesquels les eaux minérales produisent en général des phénomènes tumultueux, comme on l'observe assez souvent chez les femmes.

3) S'il y a des constipations opiniâtres et qu'il soit urgent de les écarter aussi vite que possible, ainsi que dans les cas où la guérison exige une plus forte transpiration. Voilà seulement quelques qualités principales. C'est à des expériences ultérieures de prouver, si le Pandur possède encore d'autres qualités, d'autres différences qui le distinguent du Ragoczy.

On est bien en état de parler avec plus de sûreté des cas, dans lesquels le Pandur, pris le soir, produit des effets salutaires. Mais alors on le voit seulement employé comme renfort de la cure matinale et ne le recommande que dans les cas où il a prouvé ses avantages essentiels. C'est:

1) Dans toutes les maladies qui ont déjà jeté de profondes racines, et qui, peu-à-peu, ont acquises une grande essentialité, et qui exigent du médecin d'exciter une vive réaction, pour amener les sécrétions critiques aussi complètement que possible.

2) Chez tous les individus avec des sècrétions et excrétions lentes et faibles, peau rarement ou point du tout transpirante, urine souvent forcée etc.

3) Chez des individus, dont les selles sont déréglées pendant des années, et qu'il est avantageux de régler aussitôt au commencement de la cure.

4) Chez des malades, sujets à des congestions vers la poitrine et la tête, accompagnées de symptômes asthmatiques encore aggravés par des obstructions.

Les congestions augmentent dans les cas, où le Ragoczy et le Pandur, pris le matin, ne fournissent pas, le premier ou le second jour de la cure, d'abondantes évacuations, mais ce qu'on peut facilement empêcher, si le malade commence sa cure par quelques gobelets de Pandur le soir.

5) Dans les cas, où le système nerveux est transmis dans un état d'irritation par l'usage intérieur et extérieur du Ragoczy, mais, où la suspension de la cure ne peut que préjudicier. La propriété calmante du Pandur se fait valoir dans ce cas-là.

Il y a en outre encore des maladies, des individualités particulières, où il est bon de combiner, au commencement ou durant la cure, l'usage du soir avec l'usage matinal, mais que nous ne saurions définir exactement.

c) Propre valeur du Pandur.

Nous avons déjà cité ci-dessus les affinités qui existent entre le Ragoczy et le Pandur. Le Pandur partage avec le Ragoczy les propriétés résolutives, excitantes, favorisant les sécrétions, oui, il les possède même en un plus haut degré, mais, en revanche, il n'agit pas également roboratif, en général, son influence sur la métamorphose de la vitalité du sang et des nerfs n'est pas aussi puissante.

Il n'y a que peu d'eaux minérales qui conviennent à l'usage du soir. La plupart excitent et échauffent trop. Le Pandur se distingue de toutes celles dont j'ai pris connaissance médiate ou immédiate, et qu'on recommande à l'usage du soir, en ce qu'il n'incommode nullement et qu'il calme, qu'il modère au contraire à un haut degré, sans considérer ses vertus en elles-mêmes.

L'estomac le plus sensible se prête aussi bien au Pandur qu'au Ragoczy, l'emploi en est aussi étendu, il agit de la même manière sur le tube insestinal, et ses envois ne sont pas moins heureux que ceux du Ragoczy.

5) Le Soolensprudel.

Je n'ai fait boire le Soolensprudel que depuis deux ans. Les sels en sont prédominants; et par là sa qualité résolvante et purgative. En buvant le matin à jeun deux à trois gobelets, il provoque surement une et même plusieurs selles, qui s'entre-suivent sans douleur et sans peine particulière. On peut le boire de cette manière pendant plusieurs semaines.

Par le fer, quoique à moindre quantité, et par la richesse de gaz acide carbonique qu'il contient, le Soolensprudel n'affaiblit point la digestion, ce que produisent les autres eaux amères.

Comme eau purgative je le fais boire en tous les cas ou le Ragoczy et le Pandur n'opèrent pas assez purgatifs, surtout au commencement de la cure.

1) à des personnes, qui souffrent d'obstruction obstinée,

2) à des personnes, qui ont des congestions vers la tête;

et en tous les deux cas pour préparer à l'effet particulier du Ragoczy.

J'ai aussi ordonné le Soolensprudel pendant quatre semaines et avec le meilleur succès à des malades, qui ont souffert d'une obstruction forte des organes du bas-ventre.

Ainsi la sphère d'activité des eaux minerales de Kissingen s'étend encore par le Soolensprudel. —

6) Le petit-lait.

On n'a essayé jusqu'ici que peu de cures qui se fondaient purement sur le petit-lait, c'est pourquoi les établissements, pour ce but, sont encore trop incomplets; nous fimes prendre au contraire le petit-lait coupé avec l'eau du Maxbrunnen. Nous avons employé le même traitement, dans tous les cas où les organes respiratoires, les poumons, les bronches et la trachée-artère étaient affectés, pour tirer un heureux résultat de deux moyens aussi efficaces.

Le petit-lait a été souvent mêlé à l'eau de la source acidule pour les enfants scrofuleux. Ni l'eau acidule, ni le petit-lait, pris séparément, ne prouvent, dans la maladie en question, tant d'efficacité que lorsqu'ils sont mêlés. Salzbrunn entre autre en fournit la preuve. Au reste, les effets du petit-lait sont connus; c'est un moyen relâchant, résolutif et faiblement laxatif, il favorise la sécrétion de l'urine et de la peau, il est rafraichissant, adoucissant et possède aussi des propriétés nutritives et faiblement toniques.

B) Bains curatifs,

Les effets des bains de Kissingen présentent, à l'exception du gaz acide carbonique, dans leurs effets bien des rapports communs. La quantité absolue des sels, du gaz acide carbonique, l'absence ou la présence du fer, détermine leur plus ou moins grande efficacité ainsi que leur manière d'agir.

Comme on n'a fait jusqu'ici usage des bains sans y joindre en même temps l'usage intérieur, on ne pourrait dire, avec certitude, ce qui entre dans leur compte. Les résultats généraux pourraient bien se régler de la manière suivante.

Le malade se sent soulagé, rafraîchi et même fortifié par les premiers bains; mais bientôt, à l'ordinaire déjà vers le septième jour, commencent les symptômes réactifs; il ne se sent plus guère animé par le bain, au contraire, plutôt affaibli, malaisé, même s'il dût, immédiatement après, se sentir serein et fortifié.

L'affaiblissement et le malaise redoublent, et les phénomènes particuliers, auxquels les bains donnent naissance selon l'état du malade, se développent. La peau se ramollit, rougit légèrement, se couvre de sueurs plus ou moins abondantes, et où cela n'a pas lieu, les sécrétions rénales s'augmentent. Les exanthèmes, les dartres même pas exceptées, se développent plus fortement, rougissent plus vivement, sont plus humides et causent de la chaleur et du prurit. Les douleurs goutteuses et rhumatismales deviennent très vives et sont quelquefois poussées jusqu'à un état aigu et fébrile; une légère attaque de goutte se présente facilement, dure un jusqu'à trois jours, puis disparait. Alors il faut suspendre quelques jours les bains. En général, il faut que chaque maladie grave, qui doit être écartée par les bains, se déploie avec tous ses symptômes avant de disparaître.

Pendant cette époque réactive, à l'ordinaire, seulement vers la fin, commencent les sécrétions critiques par la peau, sous la forme de sueurs, d'une odeur toute particulière ou de furoncles ou d'autres exanthèmes; par les reins, sous la forme de mucosités et de sang, par les parties génitales en forme de mucosités et de sang, par le tube intestinal, de même sous la forme de sang et de mucosités ou d'autres déjections variées. Lorsque la période des crises est passée, les effets bienfaisants, rafraichissants, fortifiants du bain, reparaissent peu-à-peu, et voilà le moment où il faut terminer l'usage des bains, car le point de saturation est atteint.

Dans bien des cas, l'usage intérieur de ces eaux se charge du rôle principal; dans d'autres, c'est l'usage extérieur. L'usage intérieur est secondé de l'usage extérieur et ce dernier de l'usage intérieur. Un combat vigoureux, dirigé avec précaution de deux côtés contre une maladie, la fait disparaître plus vite et plus complètement.

Les états morbides, dans lesquels les bains sont chargés du rôle principal, sont

1) toutes les maladies chroniques de la peau;

2) le rhumatisme, tant intérieur qu'extérieur;

3) la goutte, sous les mêmes conditions que le rhumatisme;

4) les névralgies, si des nerfs superficiels en sont attaqués;

5) des procédés morbides supprimés et répercutés.

1) Les bains du Maxbrunnen.

Les bains du Maxbrunnen ne présentent pas des phénomènes aussi marquans que ceux que noux venons de rapporter. La période réactive se passe assez paisiblement, sans tumulte marquant; les crises se présentent lentement et insensiblement.

Il prouve des effets salutaires dans les maladies suivantes;

a) chez les enfants scrofuleux, surtout, quand ils ne comptent que quelques années, doués de la constitution scrofuleuse floride et d'une grande irritabilité;

b) chez les enfants d'un corps bouffi, qui souffrent de forte sécrétion de mucosités, accompagnées de vers et de production d'acide, et ou la peau est rarement nette, au contraire, presque constamment défigurée par des exanthèmes.

c) chez les jeunes individus d'une peau molle avec une grande disposition pour des rhumatismes, même avec des rhumatismes développés, accompagnés d'une grande irritation du système nerveux.

d) chez des filles pendant l'évolution, où le système vasculaire et nerveux se trouvent dans un état d'irritation et d'agitation, où il y a des symptômes hystériques et où les sécrétions sanguines périodiques n'ont pas encore adopté un type régulier;

e) chez des individus avec la disposition pour des maladies hectiques;

f) dans les formes goutteuses, où le système nerveux souffre particulièrement de la goutte nerveuse;

g) dans la convalescence, à la suite de maladies aiguës de la poitrine ainsi que d'exanthèmes aigus.

Le propriété de ces bains consiste d'abord, de produire une douce irritation sur la peau et d'en exciter l'activité, puis d'animer le système vasculaire et nerveux par l'absorption des parties les plus subtiles, des sels comme de l'acide carbonique. A juger d'après les expériences qu'on a fait jusqu'ici, les bains du Maxbrunnen ressembleut beaucoup aux bains thermaux d'Ems; ils remplacent, par leur grande quantité d'acide carbonique, ce qui leur manque relativement à leur température naturelle.

2) Les bains du Pandur.

Les bains les plus fréquemment employés sont ceux du Pandur. Les symptômes réactifs se développent, à l'ordinaire, très régulièrement, et s'accroissant par degré, ils atteignent quelquefois une telle hauteur, qu'il faut suspendre les bains. Cependant la température qu'on leur donne est de grande influence; à 29° R. l'excitation est amenée plus rapidement et portée outre mesure. La désunion des différents procédés morbides qu'on rencontre unis dans le même individu, et qui a lieu durant cette période, est très intéressante, dont souvent ni le malade ni son médecin n'ont le moindre pressentiment; Si p. ex. la goutte et des hémorroïdes, des rhumatismes et des rétentions abdominales, des hémorroïdes et l'hypocondrie etc. ont existé, plus ou moins de temps, les uns à côté des autres, et qu'ils se soient unis plus ou moins intimement, l'une des maladies se désunit de l'autre, et chacune existe absolument pour elle-même, et l'usage intérieur, sans doute, influe beaucoup sur cette heureuse désunion. Car aussitôt qu'une maladie est séparée d'une autre, la guérison de toutes les deux en réussit plus sûrement, quelquefois simultanément, tantôt plus tôt chez l'une, tantôt plus tard chez l'autre, et de cette manière on parvient quelquefois à vaincre les maux les plus opiniâtres. Les crises s'opèrent quelquefois assez tumultueusement, mais pourtant sans danger, si elles ne sont pas troublées.

On fait usage des bains du Pandur presque dans toutes les maladies qui réclament l'usage intérieur du Ragoczy et du Pandur. L'utilité de ce traitement est prouvée par une expérience de plus de cent ans; il est prouvé que, par cette combinaison, on guérit bien des maladies, non seulement plus complètement: mais on guérit aussi des maladies qui, par le simple usage intérieur, ou par les bains, trouveraient à peine leur guérison.

Seulement, lorsque une plus forte influence sur la peau devient necessaire, on a remplacé les bains du Pandur par ceux du Soolensprudel.

Nous avons déjà déterminé ci-dessus les maladies dans lesquelles ces bains sont destinés à se charger du rôle principal, cependant nous répétons ici:

a) dans les maladies auxquelles la peau est immédiatement et primairement sujette, mais qui ne sauraient exister long-temps sans réflecter nuisiblement à l'intérieur. Car une fonction, une fois troublée, entraine facilement et même nécessairement le trouble d'une autre;

b) dans les maladies dans lesquelles la peau est seulement organe dépositaire pour des maladies qui siégent à l'intérieur, comme cela a lieu dans certains exanthèmes, dans quelques formes de débilité de peau etc.

c) dans des rhumatismes chroniques qui ont attaqué des parties de muscles tout entières ou quelque grand tronc de nerfs. Les bains du Pandur occupent la première place, surtout dans les rhumatismes qui se sont jetés sur l'utérus, sur le tube intestinal, en général, sur des organes intérieurs.

d) De même dans les formes goutteuses qui ne sont liées à aucun organe particulier, qui font leur attaque tantôt-ci, tantôt-là.

e) Il n'est presque pas nécessaire de faire mention de leurs effets dans des procédés morbides qui ne sont parvenus jusqu'aux dépôts vers les parties extérieures, ou qui n'ont pas poussé leur marche jusqu'à la surface extérieure.

Comme le Ragoczy, pour l'usage intérieur, ainsi, le Pandur, pour l'usage extérieur, ne se réjouit pas moins d'une sphère active déterminée et tout particulière. L'un agit de dedans, l'autre de dehors. Il réunit les propriétés irritantes, animantes, résolutives et épuratoires avec les roboratives. Ce que nous trouvons séparément dans les bains d'eaux minérales, ce que nous ne pouvons employer que séparément, d'abord les bains irritants, altérants, et puis les bains roboratifs, se trouve réuni, par la plus intime harmonie, dans les bains du Pandur,

Ne perdons pas de vue les deux points principaux, que les bains du Pandur réunissent deux manières d'agir ordinairement isolées, l'altérante et la roborative, qu'ils agissent en deux directions, primairement sur la peau, et secondairement sur les organes intérieurs, et justement par leurs principes les plus subtiles et les plus efficaces, et nous concevrons leur haute valeur particulière.

3) Les bains du Ragoczy.

Nous ne disons d'abord que quelques mots de ces bains. Comme le Pandur n'a guère servi autrefois à l'usage intérieur, mais seulement à l'usage extérieur, ainsi le Ragoczy n'a servi qu'à l'usage intérieur. Vraisemblablement nous sommes les premiers qui avons étendu la sphère active du Ragoczy, en ce que nous l'avons aussi recommandé à l'usage extérieur. Nous n'avons encore fait que peu d'observations. Mais il en résulte, que les effets de ces bains ont la plus grande ressemblance avec les bains ferrugineux. Tous les phénomènes le prouvent, surtout du temps de la période réactive. Les baigneurs ne tombent pas dans cet état de lassitude et d'abattement comme cela arrive par les bains du Paudur; ils se trouvent, au contraire, dans un état d'excitation vigoureuse.

Pour les premiers bains du Ragoczy nous choisissions des individus, à qui, outre l'usage intérieur d'une eau minérale résolutive, roborative, des bains ferrugineux ne pouvaient être que salutaires p. ex.

a) des individus au système nerveux débile, à la suite de troubles dans le procédé nutritif, ou des rétentions, mais non pas des plus malignes, ont eu lieu;

b) des individus chez qui le système des nerfs périphériques se trouve dans un état d'atonie;

c) des individus chez lesquels les matières de quelque procédé morbide se sont déposées par préférence sur les nerfs tant sensitifs que moteurs, même que sur le nerf sympathique;

d) des cas, où les rétentions et les matières morbides, causées par les hémorroïdes, la goutte, l'hypocondrie etc., ont été écartées, mais, où l'organisme n'a pas encore repris assez de force, des cas, où il fallait recommander quelques bains ferrugineux.

Le succès fut presque toujours supérieur à l'attente, et, comme dans l'usage intérieur, le Ragoczy réunit aussi dans l'usage extérieur les effets résolutifs avec les roboratifs. Vis-à-vis des bains du Pandur, les bains du Ragoczy l'emportent pour la puissance roborative, tandis que les premiers prévalent pour la puissance résolutive.

Comparés, au contraire, aux bains ferrugineux proprement dits, les bains du Ragoczy s'approchent plus de ceux qui contiennent un grand nombre de sels, tandis qu'ils ne possédent pas, en même temps, les propriétés excitantes et échauffantes des bains ferrugineux.

Les bains du Ragoczy occupent, par conséquent, une position aussi propre que ceux du Pandur; ceux-ci s'approchent plus des bains résolutifs, ceux-là plus des bains ferrugineux. Les uns et les autres, avec Bocklet et Bruckenau, forment une série continue et organique vers une direction qui, unie à un usage intérieur qui lui répond, est bien capable de vaincre les maux les plus opiniâtres.

4) Les bains du Soolensprudel.

Relativement à ces bains il n'y a de même que les expériences de quelques années que nous pouvons mettre à profit. Ils agissent évidemment plus fortement sur les téguments généraux et y produisent souvent, déjà au commencement, de l'irritation, une sensation de chaleur, de la rougeur. Aussi excitent-ils, à l'ordinaire, une réaction plus forte dans l'organisme que les autres, et cette réaction paraît, en bien des cas, comme un véritable état fébrile qui exige les plus grands soins pour le diriger justement et le contenir dans les limites convenables, si l'on ne veut pas qu'il prenne une direction désastreuse. C'est pourquoi les sécrétions critiques sont aussi moins régulières, qu'elles tardent quelquefois plus long-temps, qu'elles sont même retenues, pour paraître plus tard plus complètement. Vis-à-vis des bains de Pandur, ils se distinguent en ce qu'ils ne font point de congestions vers la poitrine et la tête et qu'ils calment en quelque sorte, tant que la réaction n'est pas trop forte.

Nous avons employé ces bains principalement:

a) dans le procédé scrofuleux qui a jeté de profondes racines, et qui a déjà duré long-temps, s'il n'a pas été détruit pendant l'évolution, et qu'il ait, au contraire, pris de nouvelles forces pendant cette époque, qu'il se soit retiré, par préférence, dans les organes de la cavité abdominale, et qu'il soit paru ici sous la forme de gonflement et d'enduration des ganglions lymphatiques du foie, de l'utérus etc., accompagné de trouble dans la vitalité du sang et du nerf sympathique.

Nous avons observé cet état dans son plus grand développement, le plus fréquemment chez des individus du sexe féminin de la dix-huitième jusqu'à la trentième année;

b) chez des individus, où, à la suite de causes continuelles débilitantes, deprimantes, il s'est formé des matières morbides, qui sont sécrétées sur différentes membranes, nommément sur la membrane muqueuse des parties génitales de femmes. Il paraît, que dans de pareilles blennorrhées opiniâtres, fussent-elles-même fondées sur quelque dyscrasie, d'après les observations faites jusqu'ici, le Soolensprudel soit préférable à tout autre bain minéral, du moins on rencontre des cas qui ont été traités sans succès par les moyens les plus variés, mais qui ont été vaincus par ces bains dans le plus court delai;

c) dans les rétentions des organes de la cavité abdominale, venues à la suite d'épuisement et d'atonie dans leurs différentes fonctions où la vitalité du sang et des nerfs est troublée, les fonctions intellectuelles assombries.

d) dans le procédé rhumatismal, quand il a déjà existé, par des années, quand il s'est étendu avec grande intensité, et quand il a attaqué, non seulement, les organes séreux et fibreux extérieurs, mais aussi les intérieurs, surtout, quand il a paru sous la forme de névralgie ou de paralysie, en général, dans tous les cas, dans lesquels les bains de Pandur n'agissent pas assez efficacement dans cette maladie;

e) dans la goutte, quand elle a déjà fait des dépositions considérables et causé par là des ankyloses et des paralysies;

f) dans la tuméfaction des ovaires, en général, dans les maladies chroniques de ces organes. Si nos bains n'amènent pas toujours la guérison, ce qui souvent n'est absolument pas possible dans bien des maladies de cette nature, ils les arrêtent pourtant. Les bains du Soolensprudel méritent la plus grande considération dans les maladies en question.

Ces bains prennent aussi une place toute particulière et occupent une sphère d'activité seulement propre à eux.

Le Soolensprudel n'est foncièrement qu'une source acidule très riche en muriate de soude; par cette grande quantité de muriate de soude il touche à la sphère active des sources salines, comme on les rencontre fréquemment en Allemagne; par son acide carbonique, par ses autres sels et par son fer, il s'approche des bains irritants, épurants, faiblement roboratifs. Mais il faut le considérer comme un ensemble organique, et comme tel, il se distingue par ses propriétés irritantes, résolutives, qui pénètrent, en un haut degré, tous les tissus organiques. Le principe vital de toutes les eaux minérales, le gaz acide carbonique, fait valoir sa puissance en lui, C'est pourquoi son effet secondaire intérieur est plus puissant que son effet primaire extérieur, tandis que ce dernier est prépondérant dans les autres sources salées. Les bains du Soolensprudel forment, avec les bains du Ragoczy et du Pandur, une série particulière dans un autre sens, car si dans les bains du Ragoczy le principe roboratif a la prépondérance sur le principe résolutif et que, dans les bains du Pandur, le principe résolutif soit propondérant sur le principe roboratif, le principe résolutif se développe, au Soolensprudel, dans toute sa force.

Il est possible que les bains de mer produisent, au premier moment, une action plus irritante et plus animante sur la peau, mais leur action n'est pas plus pénétrante et résolutive.

Le Soolensprudel réunit toutes les propriétés des sources salines ordinaires, mais les surpasse par sa richesse en acide carbonique et par son fer. Cette source ne trouve nulle part sa pareille.

5) Les bains des eaux-mères.

Les eaux-méres sont mêlées en une certaine proportion aux bains du Pandur, on les mêle rarement à l'eau ordinaire. Ses effets se font sentir principalement sur la peau; elles causent une irritation bien forte et même douloureuse, de là cette vive rougeur et ardeur. Elles n'excitent pas de violents symptômes réactifs.

Les bains d'eaux-mères ont été employés jusqu'ici :

a) dans la maladie scrofuleuse qui parait sous la

forme d'exanthèmes, de gonflement et d'endurations des ganglions de la peau, surtout, quand elle a, en même temps ou seule, attaqué les articulations et les os. Le contenu chimique de nos eaux-mères fait juger d'une très grande efficacité dans cette maladie, ce que prouve aussi l'expérience.

b) dans des maladies chroniques de la peau qui sont fort anciennes, qui se rencontrent chez des individus torpides, et qui ont dégénéré tout le système cutané;

c) dans des maladies rhumatismales et goutteuses des articulations et des os.

La sphère active des bains d'eaux-mères serait susceptible d'être encore étendue, et l'aurait peut-être déjà été, si le Soolensprudel ne possédait pas de si grandes vertus et ne remplaçait pas parfaitement les eaux-mères dans la plupart des cas.

Les bains d'eaux mères manquent du principe vital, du gaz acide carbonique, leurs effets se bornent, par conséquent, aussi plus à la peau, qu'ils irritent fortement, qu'ils excitent à une plus forte activité, et changent par là entièrement son état vital.

On choisit les eaux-mères dans tous les cas qui exigent ces effets qu'au reste on n'atteint pas si facilement par le Soolensprudel.

6) Les bains de boue de sel decuisine.

On ne peut dire encore grand'chose des bains de vase de sel de cuisine. Nous les avons seulement employés dans quelques cas de dartres très opiniâtres qui couvraient presque tout le corps, et d'affection des articulations. Nous fîmes imprégner la vase en question de Ragoczy et baigner dans cette masse. Cette vase l'emportera sur le Soolensprudel, ainsi que sur les eaux-mères, pour l'intensité de son incitation sur la peau, et ne pourra être employée que dans peu de cas, mais elle fournira des résultats d'autant plus heureux. Il n'y a que l'expérience des années prochaines qui pourra nous éclairer la dessus.

7) Les douches de gaz acide carbonique.

Les effets physiologiques du gaz acide carbonique sont selon mes observations et expériences :

a) Le gaz acide carbonique du Soolensprudel est facilement absorbé par la peau.

b) Il exerce une action irritante et animante sur le système nerveux, et stimulante sur le système vasculaire; l'orgasme est par conséquent dans l'organe qui est en contact avec le gaz, et c'est lui qui excite ensuite la sensation de chaleur, de chatouillement et d'ardeur, puis

c) un échange plus accéléré, plus vif sur la surface extérieure est amené, d'où

d) il vient que les fonctions interrompues des tissus vasculaires et des tissus nerveux les plus tendres reprennent libre activité pour pouvoir éliminer des dépositions et des matières morbides.

e) Le gaz absorbé paraît produire, dans l'intérieur des organes, les mêmes effets, peut-être seulement à un moindre degré. Sous ce rapport nous avons employé ces douches de gaz acide carbonique, avec plus ou moins de succès, dans les états morbides suivants:

a) dans les rhumatismes chroniques, tant des simples

parties de muscles que des articulations, principalement dans le rhumatisme des yeux et des oreilles ainsi que des nerfs, nommément quand ils paraissent sous la forme de névralgie et de paralysie.

β) Dans les catarrhes chroniques de la peau muqueuse des yeux ; du nez, nommé rhume de cerveau sec, et des parties génitales des femmes, surtout, si la sécrétion des mucosités dépendait de la faiblesse, et qu'elle fût accompagnée de symptômes de grande irritabilité.

γ) Dans les scrofules des membranes muqueuses des yeux, du nez, dans les ulcerations scrofuleuses avec le caractère atonique.

δ) Dans les formes de goutte, où les nerfs étaient affectés par préférence, où il y avait de vives douleurs spasmodiques, ou des affections paralytiques,

ε) Dans le procédé hémorroïdal, quand il a pris une direction perverse pour pousser ses sécrétions vers le rectum et pour y en déterminer le flux, ou, si elles sont trop irrégulières ou trop rares, de les rendre plus régulières et plus fortes si les effets du Ragoczy et du Pandur n'ont pas été assez prompts et complets.

ζ) Dans l'aménorrhée et dans la dysménorrhée, quand ces états sont fondés dans une activité trop faible de l'utérus, et quand la congestion a été dirigée vers d'autres organes.

η) dans la débilité des parties sexuelles. C'est un fait, que le gaz acide carbonique agit sur les parties sexuelles d'une manière particulière, spécifique. Nous l'avons essayé dans la débilité des parties génitales des deux sexes qui est seulement locale ou fondée, en partie, dans toute la constitution. Si la douche de gaz est employée plusieurs heures par jour, l'activité retourne peu-à-peu dans les organes affaiblis, la sensation de froid fait place à une agréable chaleur, la turgescence vitale se rétablit, et de cette manière les suites de la débilité, l'impotence et la stérilité sont écartées.

ι) Dans l'inertie et l'inactivité des fonctions abdominales. Dans ces états il est nécessaire de continuer les bains plusieurs heures par jour.

κ) Dans les exanthèmes chroniques, surtout, dans la dartre. Il y a de nombreuses expériences qui parlent en faveur de ce remède. Par l'échange plus rapide et plus libre, que le gaz excite dans la peau, son effet salutaire est bien facile à expliquer; de même

λ) il prouve ses effets salutaires dans les sueurs critiques, aux parties sexuelles et au périnée. Il n'y a aucun remède qui calme aussi bien et qui ramène si promptement les fonctions de la peau à leur type légitime que le gaz.

μ) Dans les ulcères en général, particulièrement avec le caractère atonique, torpide et putride, mais aussi dans ceux, où il y a une grande hypersarcose.

ν) Dans les maladies chroniques des yeux, à la suite d'affections abdominales, mais seulement quand ces dernières sont écartées ou complètement ou pour la plus grande partie.

Pour déterminer mieux l'emploi du gaz acide carbonique dans les maladies des yeux en général, nous y ajoutons encore ce qui suit, comme, d'un côté on élève trop son mérite et qu'on le rejette trop de l'autre:

α) Le gaz acide carbonique n'est, en général, salutaire

que dans les cas, où les nerfs des yeux souffrent sans qu'en même temps il y ait un état d'irritation dans leur système vasculaire.

β) Où il y a de l'hypertrophie dans les différens tissus des yeux, à la suite de scrofules, de goutte, de catarrhes, de rhumatismes etc., mais où les symptômes inflammatoires sont entièrement écartées, ou qu'ils continuent toujours à exister à l'état chronique.

γ) Enfin dans un état atonique du système vasculaire, nommément du système des veines. Il faut absolument renoncer à l'emploi des douches de gaz dans tous les cas, où l'oeil est saisi d'inflammation, puis dans les cas, où des congestions actives ont lieu vers cet organe.

C'est ainsi que le gaz acide carbonique se range dans la chaîne que forment les autres bains, en partie, pour l'accomplir, en partie, pour jouir d'une existence absolue. Si les bains du Pandur, du Soolensprudel et des eaux-mères ont plus d'effets matériaux, le gaz acide carbonique exerce plus de vertus éthérées, dymiques; il est de la plus grande importance pour Kissingen. Ce gaz accomplit et ferme, pour ainsi dire, la chaîne. Vis-à vis des sources semblables de gaz acide carbonique comme Pyrmont, Meinberg, Franzensbad etc., celle de Kissingen se distingue par sa grande richesse, surtout, par sa grandeur, et la force avec laquelle elle s'élève. Des observations comparées doivent encore prouver, si toutes les sources de gaz acide carbonique sont égales pour leurs effets, ou non. Il n'y en a encore que très peu.

8) Les douches de vapeur muriatiques.

Le petit nombre d'observations que nous avons recueillies, nous les devons à des ouvriers de la saline, qui ont passé des heures et des journées dans les vapeurs muriatiques. Il y en résulte qu'elles sont d'une efficacité distinguée dans les catarrhes, dans les asthmes et dans d'autres maladies de la poitrine. Il n'y a point d'autres expériences, car encore n'y a-t-il point d'appareil pour pouvoir employer avantageusement ces bains. Au reste, il n'est pas douteux, que dans une sphère déterminée, elles ne soient d'une haute valeur. Leur action est double; elles réunissent l'usage intérieur avec l'usage extérieur en ce qu'elles sont, en partie respirées, en partie, en contact avec le corps et résorbées.

5) Des sources ferrugineuses de Bocklet et de Bruckenau employées comme arrière - cure de Kissingen.

Nous avons cité plusieus fois ces sources ferrugineuses comme arrière-cure de Kissingen, et nous croyons que quelques mots explicatifs, parlés à leur égard, ne seront pas inutiles.

		Source ferrugineuse de Bocklet d'après Kastner 1836.	Source ferrugineuse de Bruckenau d'après Vogel 1822.
Température		8° R.	7,5° jusqu'à 8,2° R.
Contenu de gaz dans 16 onces	a) gaz acide carbonique	39,388 pouces cubes de Paris	35,5 pouc. cub.
	b) gaz azote	des traces	0
Résidu après l'évaporation dans 16 onces		27,665000 gr.	2,70 grains
Carbonate de magnésie . .		3,3600000 —	0,15 —
Carbonate de chaux . , .		6,5450000 —	0,55 —
Souscarbonate de fer . .		0,6107685 —	0,25 —
Souscarbonate de magnésie		0,0010000 —	0,00 —
Hydrobromate de magnésie		0,0002100 —	0,00 —
Hydriotate de magnésie . .		des traces	0,00 —
Hydrochlorate de magnésie		4,4320000 —	0,00 —
Hydrochlorate de potasse .		0,1473000 —	0,65 —
Hydrochlorate de soude .		6,5532000 —	0,30 —
Phosphate de soude . . .		0,0000100 —	0,00 —
Phosphate de chaux . . .		des traces	0,00 —
Sulfate de soude		2,5421000 —	0,00 —
Sulfate de magnésie . . .		3,2300000 —	0,60 —
Sulfate de chaux		0,0000300 —	0,20 —
Silice		0,2210000 —	0,00 —
Alumine		0,0023000 —	0,00 —
Perte et matière étrangère semblable au Vanadium		0,0200800 —	0,00 —

Cette table en regard contient les matières et les proportions chimiques des deux sources. L'analyse de la ferrugineuse de Bocklet est de l'an 1838, faite par Kastner, après que le nouveau réservoir, qui réunit, comme autrefois, les quatre sources séparées en une seule, a été achevé, de sorte qu'elle a repris sa constitution et son efficacité primitive. L'analyse de la source de Bruckenau, faite par Vogel l'an 1822 a un peu vieilli, une nouvelle par Kastner serait par conséquent, à propos.

On voit, au premier coup d'oeil, que Bocklet est plus riche en sel que Bruckenau, que le gaz acide carbonique est presque en égale quantité dans ces deux sources, mais qu'il y a une grande différence relativement à la quote part de fer, en ce que Bocklet en contient une double partion, mais il parait pourtant que sa solution est plus subtile, plus éthérée dans la source de Bruckenau que dans celle de Bocklet.

Bocklet est une source résolutive roborative, Bruckenau purement roborative. L'une et l'autre sont au reste les sources ferrugineuses d'Allemagne les plus riches en fer. Mr. le Dr. Osann range Bocklet entre Pyrmont et Franzensbad; Bruckenau n'a point de pareil, c'est l'eau la plus pure, la plus éthérée.

Bocklet fait, par ses effets, une suite immédiate du Ragoczy. La situation de cette source, dans le même vallon, dans la même formation de terrain, annonce ce rapport.

Dans tous les cas par conséquent, où, pour combattre la maladie, le principe roboratif doit prévaloir sur le principe résolutif qui se balancent dans le Ragoczy, après une solution suffisante, il faut raffermir, mais sans renoncer encore aux effets résolutifs, l'usage consécutif des eaux de Bocklet rend les services les plus distingués et achève la convalescence.

Il faut citer ici plusieurs formes d'hystérie, de mélancolie, et d'hypocondrie, quelques affections d'atonie des organes abdominaux etc.

Bruckenau au contraire, comme le bain ferrugineux le plus éthéré, n'est employé comme arrière-cure que dans les cas, où la solution et même l'élimination de toutes les matières morbides sont achevées, et où il ne s'agit que de ranimer, de raffermir l'organisme, en particulier le système nerveux. Les effets de Bruckenau sont peu salutaires, même nuisibles là, où il y a encore des éléments morbides, non résolus. La situation de la source correspond à ses effets; elles est haute, pure, même un peu fraiche. En pesant ces circonstances, il est facile de distinguer les cas qui conviennent à Bruckenau; ce sont d'autres formes d'hystérie et de mélancolie, plusieurs maux abdominaux, où le système nerveux, particulièrement le système des ganglions, est affecté par préférence.

Nous ne parlerons pas de l'emploi et des effets de ces deux sources ferrugineuses dans des maladies, contre lesquelles de pareilles sources sont immédiatement indiquées, comme cela n'est pas de mon but; c'est par cette même raison, que je passe sous silence les deux sources aigrelettes qu'on rencontre encore à Bruckenau, à côté de la source ferrugineuse. Les livres du Dr. Haas et du Dr. Schipper, qui traitent sur ce sujet, en donnent les renseignemens nécessaires.

TROISIÈME PARTIE.

I.

Emploi de sources minérales et des bains de Kissingen sous le rapport médicinal.

II.

Emploi des sources minérales et des bains de Kissingen sous le rapport diététique.

I.

Emploi des sources minérales et des bains de Kissingen sous le rapport médicinal.

Cette excellente source médicinale ne produira de succès heureux et complet que lorsque toutes les conditions et tous les rapports, que l'emploi régulier exige. seront sévèrement et exactement observés. Ce qui est commun à l'usage des sources minérales, est ordinairement conseillé et prescrit comme règle pour chacune en particulier, mais à tort! Les différentes classes d'eaux minérales, les eaux ferrugineuses, les sources acidules, les sources sulfureuses, et la grande variété d'eaux salines ont, pour être employées, des conditions et des rapports tous particuliers, qu'il faut observer exactement dans chaque endroit en particulier.

Il en est de même des sources médicinales de Kissingen et d'autant plus, parceque les deux sources principales, le Ragoczy et le Pandur présentent tant de particularités et de propriétés. Nous allons expliquer tout simplement, dans les feuilles suivantes, ce qu'elles exigeut, et quels sont les rapports de localités avec elles.

1) La saison.

Quand la fréquentation des sources minérales ne sera plus tant assujettie à la mode qu'à présent, lorsque des vues plus naturelles sur leurs effets se seront généralement repandues, il est certain, que celles, qui servent par préférence à l'usage intérieur, seront visitées durant toute l'année. Car les envois d'eaux minérales doivent déjà servir préaléblement à remplacer les sources, comme d'un côté toutes les maladies ne sont pas de nature, qu'il serait indifférent, que le malade arrive six ou huit mois plus tôt ou plus tard à la source; d'autre côté, chaque malade n'est pas dans la situation de pouvoir visiter une source minérale pendant l'été. Cependant, abstraction faite de ces circonstances, il s'agit, relativement à Kissingen, si les mois chauds d'été conviennent tout à fait à toutes les maladies et à toutes les invidualités? La réponse sera en partie négative. Il y a des maladies qui sans contredit, sont traitées à notre source pendant les mois de primtemps et d'automne avec plus de succès que durant les mois d'été, au contraire, il n'est pas douteux que les mois chauds ne soient plus favorables à la guésison d'un grand nombre des maladies que les mois tempérés. A la première classe appartiennent les maladies du foie et de la rate, l'hypocondrie et la mélancolie et les maladies abdominales où le système nerveux sympathique est gravement affecté. Le traitement de la goutte, du rhumatisme, des maladies de la peau, des scrofules, de plusieurs formes d'hémorrhoïdes etc. conviennent, si non mieux, du moins aussi bien aux mois d'été, qu'aux mois de primtemps. Il faut, en même temps, avoir égard à l'individualité. Un grand nombre d'individus valétudinaires ne se trouvent bien que durant la température modérée du primtemps et de l'automne, d'autres ne se trouvent bien que pendant les ardeurs d'été. Il est inutile de donner de preuves pour ces maximes d'expérience, car chacun qui a tant soit peu de connaissance de l'organisme sain ou malade, le concevra de soi-même. En tout cas, c'est une présomption très nuisible que de vouloir borner la raison d'un établissement de santé, qui agit en tant de sens comme Kissingen, à ce peu de mois d'été. La température de cet endroit est en outre bien digne de quelque considération.

2) Les préparatifs pour la cure.

L'heureux succès de la cure ne dépend pas rarement des préparatifs convenables, et les conditions suivantes méritent, à ce que nous pensons, une considération particulière.

a) Que la personne qui s'est décidée à visiter Kissingen veuille bien consulter son médecin sur les préparatifs nécessaires. Quiconque pourra régler insensiblement son genre de vie sur celui qu'on observe dans les établissements de santé, fera bien de le faire; car celui, qui se voit transporté tout d'un coup dans ce nouveau genre de vie, sans avoir fait de préparatifs, ne s'y sent pas trop bien le premier temps de son séjour.

b) Que celui, qui s'est déterminé à visiter quelque source minérale, régle auparavant ses affaires, qu'il renonce en quelque sorte à ses conditions domestiques pour la durée de la cure, afin de pouvoir se vouer entièrement à recouvrir sa santé. Que la confiance et l'espérance l'accompagnent à la source, et qu'il ait la ferme résolution d'en faire usage d'après les préceptes.

c) Qu'il ne néglige pas de se faire donner, par son médecin, le traité de sa maladie. Cela est absolument nécessaire pour tous ceux qui se sont peu occupés de leur maladie.

d) Relativement à l'habillement, le malade fait bien d'emporter outre ses habits d'été, ses habits d'hiver; car le bain augmente la sensibilité de la peau et le malade est bien aise de pouvoir s'habiller plus chaudement à la source pendant les matinées fraiches.

e) En général, celui qui est accoutumé à de petites aises et commodités, fera bien de les apporter à la source; même aussi les équipages. Mais on évitera, au contraire, tant qu'il sera possible de venir avec une grande famille ou une grande suite; les enfants, en particulier, sont toujours un fardeau, et troublent la tranquillité nécessaire.

f) Qu'on régle toujours ses affaires chez soi de manière que le retour du bain ne soit pas fixé à un jour déterminé.

g) Que le voyage soit fait, pendant un temps favorable, commodément, lentement et doucement avec des repos convenables, en évitant tous les excès de table.

h) Celui qui n'aime pas choisir, à son arrivée, son logement dans les localités du bain même, fait mieux, pour sa commodité et sa sûreté, de faire sa commande avec précision quelque temps auparavant.

i) Il arrive quelque fois que des personnes courent de suite après leur arrivée, à la source, au bain, pour ne perdre aucune minute, mais cela est, si non directement nuisible, du moins infructueux. Que les premiers jours soient employés au repos, à prendre des arrangements convenables, à connaître les localités, à concerter avec le médecin qu'on a choisi les préparatifs et les introductions nécessaires qui doivent précéder la cure principale.

3) Durée de la cure.

Avant de répondre à la question sur la durée de la cure, il faut savoir d'abord si la maladie est de nature à pouvoir être vaincue en quelques semaines, ou si une visite réitérée est nécessaire pour la guérir.

Ce serait exiger l'impossible que de vouloir fixer un certain nombre de jours ou de semaines, pendant lesquels chaque maladie, soit héréditaire et ayant déjà duré des années avec grande intensité, ou soit débutante, est guérie auprès de la source minérale. Comment est-il possible de délivrer un organisme, dans l'espace de vingt-un ou de vingt-sept jours, de tous ses maux, et de lui rendre sa pleine énergie, quand ses fonctions naturelles ont été troublées pendant des années, quand le sang a été surchargé de matières étrangères, quand le système nerveux a été profondement aliéné, un organisme qui souffre des maux de toute espèce, et qui a été trop saturé des médicaments les plus hétérogènes? On ne pourait nier que quelquefois des maladies profondes, opiniâtres s'évanouissent à la source en quelques semaines comme par un miracle. Mais ce sont des exceptions qui ne pourraient servir de règle. Les eaux miuérales et les bains restent toujours les médicaments les plus efficaces, ils apportent encore du secours où on ne l'espérait plus.

Si l'organisme a encore suffisamment de forces, il réussit quelquefois à vaincre la maladie dans l'espace de quelques semaines, mais si cette force manque, la guérison n'avance que lentement, et la réitération de la cure devient ordinairement nésessaire.

Le point de saturation cependant nous présente une circonstance certaine pour la cure auprès de nos sources. Dans chaque maladie, dans chaque individu il arrive, à une certaine période de la cure, le moment où l'organisme est saturé d'eau minérale. Il faut, par conséquent, continuer la cure jusqu'à ce qu'on ait atteint ce point de saturation, ne dût-il arriver qu'après trois semaines ou huit semaines. Le temps moyen jusqu'à ce point est de quatre à cinq semaines. Celui, qui quitte les eaux minérales avant ce moment, ne peut espérer qu'un succès incomplet, et celui qui, au contraire, continue encore l'usage intérieur et extérieur après l'arrivée de ce moment de saturation, trouble le succès heureux. Nous croyons avoir donné par là une réponse assez claire relativement à la durée de la cure.

Cependant, il y a quelquefois des circonstances qui modifient plus ou moins la durée de la cure.

4) Etablissements pour l'usage intérieur.

Les établissements pour l'usage intérieur sont bien simples. L'eau du Ragoczy et du Pandur est puisée à l'aide de petites machines qui contiennent quatre, six ou huit verres, et est présentée ainsi aux amateurs ou aux malades. Il y a des verres communs, cependant, chaque personne peut apporter son propre verre ou gobelet qu'elle peut donner à garder au garçon puiseur, si elle ne veut pas se charger elle-même de ce soin. On conserve la propreté en rinçant les verres et les gobelets dans un vase d'eau chaque fois avant de puiser. Le maladies individuelles de bien des personnes exigent que le Ragoczy et le Pandur soient chauffés. A ce but on met les verres remplis ou dans de l'eau chaude qui est toujours tenue en égale température sur un réchaud, ou on y verse de l'eau minérale chaude, qu'on trouve toujours prête, dans la froide. Dans le premier cas, nne assez grande quantité de gaz acide carbonique s'évapore, dans le second cas, où on y verse de l'eau minérale chaude, elle conserve toute sa force. Il est rare qu'on ordonne du lait ou quelqu'autre chose de semblable avec le Ragoczy ou le Pandur, car ces deux eaux ne se comportent pas bien avec le lait.

Le même ordre est suivi auprès du Maxbrunnen. Seulement il n'y a point d'appareil pour chauffer l'eau, cela étant inutile.

En revanche, l'occasion ne manque pas de couper l'eau avec du lait ou du petit-lait; pour cette effet on n'a qu'à s'adresser à la femme qui s'y trouve exprès.

Le Soolensprudel étant éloigné plus d'un quart d'heure du jardin de cure, chaque matin y seront portées plusieurs cruches nouvellement remplies et mises à la balustrade qui entoure le Ragoczy et le Pandur, d'où chaqu'un remplit son gobelet, à qui le Soolensprudel est ordonné. — Auprès du Thérésienbrunnen il y a aussi toujours une personne, surtout à midi, qui présente l'eau.

5) Etablissement pour les bains.

Il n'y a point d'établissement de bains général et public à Kissingen. Dans l'hôtel de santé seulement se trouvent seize cabinets de bains parmi lesquels il y en a deux destinés aux douches, qui servent, en partie, à l'usage public, en partie, à ceux qui habitent l'hôtel de santé. La nouvelle maison de bains bâtie dans peu contiendra des cabinets pour des bains du Soolensprudel, de boue et pour des douches.

Les bains du Maxbrunnen, du Pandur, du Soolensprudel et du Ragoczy ne peuvent se prendre autrement que dans les cabinets de logemenst, ou dans les cabinets des maisons particulières des bains. Il y a plusienrs de ces petits maisons de bains à côté des maisons de logements, de sorte qu'on peut parvenir des unes aux autres, sans être obligé de s'exposer aux injures du temps ou de changer d'habits.

De cette manière on a réuni les avantages que présente le bain pris dans la chambre et pris dans l'établissement, en appliquant dans les petites maisons de bains un aqueduc à elles propres, pour se procurer, à son gré, de l'eau chaude ou de l'eau froide. Il faut espérer que bientôt toutes les maisons de logements auront de pareils établissements de bains.

On trouve partout les linges nécessaires pour les bains et pour s'essuyer ; il y a aussi suffisamment d'appareils pour les chauffer.

Relativement aux bains du Soolensprudel nous ajoutons encore, que l'eau est conduite de la saline jusqu'à la nouvelle maison de bains, et qu'on peut prendre ces bains dans la maison de bains ou dans les maisons privées.

Quand aux eaux-mères les servantes en vont chercher à la saline la quantité ordonnée et la mêlent au bain. Pour les bains de gaz acide carbonique il existe un propre établissement arrangé bien conformement et bien au large, avec six cabinets et plusieurs autres appartements, tout proche du Soolensprudel.

6) Règles relatives à l'usage intérieur.

Plusieurs de ces règles déclinent de celles qu'on observe généralement auprès des sources minérales relativement à l'usage intérieur. Mais cette déviation est fondée dans la propriété du Ragoczy et du Pandur, et ne se rapporte qu'à eux.

a) Le temps normal pour l'usage intérieur est de six à huit heures du matin. Un peu plus tôt, un peu plus tard, cela dépend du beau ou du mauvais temps et de la coutume. Il est préjudiciable de prendre le Ragoczy et le Pandur pendant la journée. Des observations et des essais l'ont suffisamment prouvé.

b) Il y a cependant des exceptions, et j'ai déjà parlé des cas, où, outre le matin, on fait aussi usage du Pandur le soir. Mais, dans ce cas, il faut observer sévèrement plusieurs règles, si l'usage du soir doit apporter un véritable avantage.

c) Il faut que l'habillement du matin, quand le malade se rend à la source, soit chaud, mais léger et commode. Un petit habillement d'été est aussi préjudiciable qu'un gros d'hiver. La fonction de la peau est troublée dans les deux cas.

d) Si la nuit a été passée sous des inquiétudes, de vives émotions et de fortes agitations, on fait bien, si l'on ne veut suspendre entièrement la cure de la journée, de se rendre du moins plus tard à la source. En général, l'usage intérieur ne peut être avantageux que lorsque le malade est calme.

f) La quantité d'eaux que le malade doit prendre est fixée par le médecin d'après l'individualité, d'après l'état et la durée de la maladie etc.

C'est une maxime d'expérience de ne prendre par jour plus d'eau minérale que l'estomac est en état de recevoir et de digérer, et qu'il faut pour exciter les sécrétions.

g) Comme nos sources contiennent beaucoup de gaz acide carbonique et qu'il est salutaire pour bien des malades d'en avaler une quantité aussi grande que possible, il faut qu'ils avalent l'eau bien rapidement, mais seulement le premier tiers du verre et qu'ils se fassent donner encore un second et un troisième, qu'ils traitent de la même manière. D'autres, pour qui le gaz est de moindre importance, pourront vider le verre plus lentement en plusieurs pauses jusqu'à la moitié et au delà.

h) La règle établie prescrit de prendre le Ragoczy et le Pandur froids. Le médecin détermine à chaque fois s'il faut les chauffer, et de quelle manière cela doit se faire. Nos sources produisent des effets d'autant plus salutaires qu'on les emploie pures comme elles jaillissent de la terre.

i) Après avoir vidé un gobelet, on fait une pause de

dix, douze à quinze minutes. Chacun qui voue seulement un peu d'attention à l'état de son corps, sent facilement lui-même, quand l'eau minérale est digérée.

Les premiers verres sont ordinairement digérés plus vite que les suivans. Il faut toujours avoir égard de n'en pas prendre trop d'un coup.

Il est avantageux de se promener tranquillement et lentement au jardin ou à la colonnade durant les intervalles, ou tout seul ou en conversation calme et agréable; mais il est désavantageux de courir, dans l'opinion de hâter par là les effets de l'eau.

k) Personne ne doit se faire la loi de prendre chaque jour le même nombre de gobelets; car un matin l'eau convient mieux que l'autre. Qu'on y fasse bien attention: ce sont des avertissements de l'organisme morbide qu'il ne faut pas négliger, et on fera mieux de diminuer la quantité que de se forcer.

l) Quiconque est disposé à des congestions vers la poitrine et vers la tête, ou sujet à des oppressions de poitrine, à des affections asthmatiques, à des vertiges etc., ne doit faire qu'un usage modéré de ces eaux, et éviter tout excès, ainsi que de vouloir tout forcer

m) Le malade doit observer le plus grand soin pendant la période réactive.

Il est nécessaire alors de vouer l'attention la plus scrupfuleuse à tous les phénomènes et d'en faire communication sincère à son médecin. Cette période est souvent accompagnée de circonstances bien capables d'inquiéter et de faire craindre. Mais elles sont fondées dans la marche de la cure, et elles doivent se déployer paisiblement et sans trouble.

Si elles sont troublées, les suites en sont souvent fâcheuses. Ordinairement il est bon de modérer la quantité d'eau et d'observer la diète la plus rigoureuse tant somatique que psychique, comme dans une maladie fébrile.

n) Il n'est point du tout nécessaire de suspendre l'usage intérieur des eaux pendant la sécrétion périodique des femmes ou pendant le flux hémorroïdal, au contraire, il est avautageux de le continuer modérément. Il n'y a que peu d'exceptions.

o) Si un temps défavorable ou la faiblesse empêche le malade de se rendre à la source, il fera apporter l'eau à la maison, dans des bouteilles bien bouchées. Dans ces cas, il est bien plus préférable de rester au lit pour entretenir une douce transpiration que de se promener dans la chambre.

p) Le Ragoczy et le Pandur n'ont aucune influence nuisible sur les dents. Mais celui, qui craint cependant pour la splendeur de ses dents, pourra, après l'usage de ces eaux, les frotter avec une croûte de pain ou se servir d'un bon dentifrice.

q) Quand on a pris le certain nombre de gobelets, on se rend à la maison, et on prend le déjeûner. Il n'est pas nécessaire d'aller se promener encore une heure avant le déjeuner. A Kissingen on déjeûne une demi-heure après avoir pris les derniers verres.

C'est ce qu'on doit à la digestion facile, à la grande qualité assimilatrice du Ragoczy et du Pandur.

r) On suivra rigoureueement les ordonnances dans tous les cas, où l'usage du Pandur est recommandé le soir.

α) Le malade ne se rendra à la source que quatre à cinq heures après le dîner, par conséquent, vers les sept heures.

β) Il ne doit être ni agité, ni échauffé, ni épuisé de fatigue, et s'il a fait une promenade, il faut qu'il l'ait achevée du moins une demi-heure auparavant.

γ) Il n'est pas recommandable d'aller au delà de deux, ou au plus de trois verres.

δ) Après l'usage de l'eau, on ne mangera qu'une soupe légère et on doit éviter toute agitation.

Les préceptes que nous avons énumérés jusqu'à présent ne se rapportent qu'à l'usage intérieur du Ragoczy et du Pandur. Relativement à l'usage du *Maxbrunnen* il y a quelques modifications à observer, cette source étant employée chez une autre classe de malades, nommément chez les enfants et les poitrinaires.

Ceux-ci

a) ne sont pas obligés de se rendre de si bonne heure à la source, seulement vers les sept ou huit heures, et quand il fait mauvais temps, même seulement à dix heures, après avoir pris, quelques heures auparavant un léger déjeûner.

b) Il n'est pas absolument nécessaire de se promener continuellement pendant qu'on en fait usage. Ils peuvent se reposer plusieurs fois et boire plus lentement.

c) Les eaux de cette source sont ordinairement coupées avec du petit-lait. Le cas individuel décide de la quantité de matières.

Du *Soolensprudel* on prend pareillement le matin à à jeun un à trois gobelets. Après cela je fais prendre ordinairement un ou plusieurs gobelets du Ragoczy. Mais cela ne dépend que de l'individualité et de la maladie. —

7) Règles relatives au traitement par les bains.

Les bains du Maxbrunnen, du Pandur du Ragoczy et du Soolensprudel, sous le rapport de leur riche contenu de gaz acide carbonique, ont de commun que pendant que le malade se trouve au bain, celui-ci entend autour de lui un bruit pétillant continuel causé par le dégagement de petites bulles de gaz qui crèvent à la surface. Toute la surface du corps se couvre aussi de petites bulles de gaz qu'on peut ôter en glissant la main pardessus le corps.

Si l'on chauffe ces bains avec de l'eau douce, ils sont clairs et transparens; si au contraire on les chauffe avec de l'eau minérale chaude, ils se troublent un peu et on y voit flotter de petits flocons brun-rouges. Les bains du Maxbrunnen seuls restent clairs. Mais on peut aussi conserver la clarté des autres, quand on ne chauffe pas trop l'eau minérale.

Les préceptes principaux pour le traitement par les bains sont:

a) Il est nuisible de se baigner les premiers jours après être arrivé à Kissingen. Il faut débuter la cure par l'usage intérieur. Tant que les sécrétions, nommément celles du tube intestinal, ne sont pas encore en activité, on ne doit pas commencer les bains.

b) Le médecin seul peut décider, par quel bain on doit commencer, et quel ordre on doit suivre.

c) Le traitement par les bains doit être continué jusqu'au point de saturation. Celui-ci parait souvent plus tôt que le point de saturation par le traitement intérieur, c'est pourquoi le traitement par les bains ne dure pas toujours aussi long-temps que ce dernier. Il n'est pas salutaire de baigner jusqu'au dernier jour avant le départ.

d) Dans tous les cas, où le traitement par les bains est la chose principale il faut lui donner aussi les plus grands soins.

e) Pour se baigner, on choisit l'avant-midi et le soir.

Si l'on veut se baigner l'avant-midi, le traitement intérieur précède l'extérieur. On se baigne à jeun, une demi-heure ou une heure après avoir été à la source, et on ne prend le déjeûner qu'après le bain, ou, ce qui se fait à l'ordinaire, on se baigne, deux heures et même plus tard, après le déjeûner. Il ne faut pas se baigner tant que le déjeûner n'est pas digéré.

Le soir on se baigne quand la digestion du dîner est achevée, à sept ou à huit heures, et après cela on prend un petit souper digestif.

f) La règle prescrit de ne se baigner qu'une fois par jour, le matin ou le soir. Ce n'est que par exception qu'on se baigne deux fois.

g) Les bains du soir sont préférables aux bains du matin, quand le temps est défavorable, quand le malade a la peau sensible, et une grande disposition pour des refroidissemens, et quand il est porté à un trop haut degré d'excitation par le traitement intérieur, de sorte qu'il a besoin de plus de repos.

h) La température des différents bains diffère bien. La température moyenne du Maxbrunnen, du Pandur et du Ragoczy est portée à 28° R., les bains du Soolensprudel et des eaux-mères à 26° R., et les bains de vase à 30° R. Mais l'individualité, l'âge, la nature de la maladie, la température et l'heure de la journée exigent souvent des modifications.

i) Le temps moyen qu'on passe au bain est une demi-heure. Je n'ai jamais trouvé avantageux d'y rester plus d'une heure. Il est même prudent de ne rester au bain les premières fois que dix, douze, quatorze minutes et de monter peu-à-peu jusqu'à trente et quarante.

k) Les malades qui sont disposés à des convulsions, à des vertiges, à des défaillances et à des congestions vers la tête, ne doivent jamais se rendre au bain sans garde. Sous ces conditions il est toujours prudent de faire des fomentations froides sur la tête et de laver le front avec de l'eau douce froide.

l) Il est absolument préjudiciable de se baigner le corps échauffé, transpirant, ou excité par des passions vives ou par d'autres agitations. Le corps et l'intellectuel doivent se trouver, déjà quelque temps avant le bain, ans un équilibre calme. Où cela n'a pas lieu, on fait mieux de suspendre le bain.

m) Le malade ne se rendra pas précipitamment dans la baignoire, mais, peu-à-peu il aspergera sa poitrine d'eau, avant de s'y asseoir, cette précaution est surtout nécessaire pour ceux qui sont disposés à des congestions vers la poitrine et la tête.

n) Il est absolument nuisible de lire même ou de dormir au bain, mais, au contraire, il est avantageux de s'y mouvoir, de frotter les parties malades, surtout le bas-ventre etc.

o) Si pendant le bain, le malade se sent saisi de chaleur, de frisson, d'horripilation, d'accablement de la tête, d'oppression à la poitrine, de malaise etc. il faut qu'il examine mieux la température, qu'il lui donne, celle qui lui convient le mieux; mais, si ces phénomènes ne dépendent pas de la température du bain, il faut qu'il le quitte et qu'il en avertisse, au besoin, son médecin.

p) Le malade portera soin, en sortant du bain et en s'habillant, de ne pas se refroidir, il s'affublera aussitôt dans une robe de chambre, s'habillera chaudement, un peu vite, mais sans s'échauffer, et fera un peu de mouvement dans la chambre de bain qu'il ne doit pas quitter si vite.

q) Après le bain du matin, il n'y a rien de plus salutaire que de se promener lentement dans un lieu éclairé par le soleil, sec, protégé contre le vent coulis, ou de s'asseoir sur un sofa dans une chambre chaude et sèche, seul ou en conversation agréable et calme. Mais de se mettre sur le lit, pour entretenir la transpiration, ou même pour dormir, est rejetable d'après les expériences que nous avons faites à Kissingen.

On ne quittera plus la chambre après le souper mais on se couchera une heure ou deux heures après.

r) Du temps de la période réactive il faut observer ces dernières précautions avec la plus grande ponctualité.

s) Le flux périodique de la femme n'éxige pas toujours la suspension des bains du Pandur. Il peut y avoir des cas, où il serait justement salutaire de continuer pendant cette période.

Les règles que nous venons de donner, se rapportent à tous les bains minéraux de Kissingen, à l'exception des bains de gaz. Ce serait nous perdre trop loin que de vouloir entrer dans toutes les modifications; c'est aussi presque impossible. Nous dirons seulement encore quelques mots sur les douches, les bains de boue, les douches de gaz, ainsi que sur les lavements d'eau minérale.

α) Les douches.

Les douches se donnent à la maison de bains, il est par conséquent nécessaire que le malade s'habille chaudement, parcequ'elles excitent une plus grande irritation que les bains ordinaires. Le médecin désigne les parties et la durée des douches, ainsi que l'intensité de l'action.

Ordinairement on fait prendre les douches tous les deux jours, et si on les prend quelques jours de suite, une pause devient bientôt nécessaire. On fait couler le fil trois jusqu'à six minutes, puis suspendre et répéter encore plusieurs fois. Il est convenable de rester dans la baignoire pendant que le fil coule, et d'y rester encore quelques moments après la douche, pour se reposer. La maladie décidera, si la douche doit être tiède ou chaude. On fait bien de mettre un bonnet de taffetas, pour défendre la tête et le visage.

β) *Les bains de boue.*

Voici quelque avis sur ces bains; les préceptes speciaux seront donnés aussitôt que leur établissement sera achevé. Les bains de boue de sel marin irritant fortement la peau, un habillement soigneux est absolument nécessaire, pour ne pas s'attirer quelque refroidissement. Le baigneur doit de même prendre garde de ne s'exposer à des changements de température trop brusques.

Les préceptes ci-dessus conviennent en général aux bains de boue entiers. Il faut donner toute attention à la température du bain ablutif, elle doit être égale à celle du bain de vase. Des bains de boue locaux, des cataplasmes de boue, sont employés le plus convenablement pendant les heures de l'avant midi et du soir.

γ) *Les douches de gaz.*

L'appareil pour ces douches est très complet.

L'etablissemeni près du Soolensprudel est éloigné de vingt minutes de Kissingen.

Le plus sûr, c'est d'y aller en voiture, seulement. lorsque le temps est favorable, on pourra aussi y aller à pied.

Mais dans ce cas, il ne faut pas s'échauffer. On prend cette douche, ou avant midi ou vers le soir, comme il sera le plus convenable, car, à cause de la disparition de la source, il est impossible de fixer le temps par minutes.

Les bains de gaz sont ou complêts ou locaus. Le malade en prenant des bains complêts se met avec les habits dans une baignoire, dont il y en a six dans six cabinets qui y sont destinés. Les bains sont pris aussi dans ces cabinets. En prenant ceux-ci le malade se met sur une chaise et conduit le gaz par des tuyaux ou des autres appareils aux membres et aux organes malades; des appareils semblables y sont à l'abondance, et surtout ceux pour conduire le gaz aux yeux, aux oreilles, et aux organes sexuels. De quelle manière, combien de temps, combien de fois, et à quel temps les bains de gaz seront pris, ne dépend que des ordonnances des médecins. Dans l'établissement même est placé un chirurgien qui soigne l'arrangement, qui surveille tout. Sans ordonnance des médecins personne ne prend un bain de gaz.

δ) *Lavements d'eau minérale.*

Ordinairement on y emploie le Pandur froid ou chaud. Les effets en sont bien différents selon la température du Pandur; c'est pourquoi il faut bien considérer les circonstances où il faut employer les lavements froids ou les lavements chauds. Il est bien commode et convenable de prendre ces lavements le soir.

ε) *Le frottement au bain.*

Il y a déjà quelque temps qu'on a recommandé le frottement au bain. Mais ce sujet est de grande importance et mérite d'être considéré en particulier comme on lui a encore voué trop peu d'attention, comme à bien d'autres moyens simples mais exquis. Autrefois nous avons déjà fait l'observation dans les hôpitaux, que le frott -

ment, les frictions des parties affectées, en elles mêmes. sont plus salutaires que l'onguent destiné aux frictions.

Le frottement, les frictions et le pétrissement sont un moyen très efficace et amènent plus rapidement un heureux succès dans les rhumatismes chroniques, dans la goutte articulaire, dans les exanthèmes retropulsés sur les articulations, dans les tuméfactions des glandes, dans des douleurs violentes des parties extérieures, surtout dans les différentes affections de l'abdomen qui cherchent leurs secours à Kissingen.

Si le frottement doit être salutaire, il doit

a) être exécuté par un individu malade, ou dans le cas pressant, tout au plus par le malade même;

b) être continué, par jour, du moins une fois pendant un demi-heure avec de petites pauses, et aussi long-temps que dure la cure;

c) se faire avec une force convenable, ou dans une seule direction, ou principalement dans quelques maladies du bas-ventre, dans des directions opposées.

d) Le temps que le malade passe au bain y est à l'ordinaire le plus convenable; il y a pourtant des cas où le frottement au lit vers le soir est préférable.

e) Il faut que la partie frottée soit garantie et mise à l'abri de chaque changement de température; c'est pourquoi il faut l'envelopper de flanelle, ou, ce qui est mieux encore, de soie, et quelquefois de taffetas.

Ce n'est pas ici l'endroit de donner une explication sur les effets du frottement; il suffit de savoir, que c'est un bien ancien moyen, sur la haute importance duquel il ne peut avoir aucune doute, et qui joue souvent un rôle important dans les cures sympathiques et magnétiques.

9) Etats morbides durant la cure.

Pendant le cours du traitement se développent quelques fois des états morbides aigus, qui l'interrompent ou entièrement, ou qui nécessitent seulement une suspension de quelques jours, ou qui le modifient de quelque manière. Ces états sont en partie fondés dans la marche de la cure; mais adoptent, parce qu'on ne leur donne pas la signification et les égards convenables, un caractère troublant, même dangereux; ils sont amenés, en partie par les fautes du malade, qui s'expose à des influences pernicieuses, comme cela arrive, surtout, pendant la période réactive, en partie fondés dans la malignité de la maladie, et à peine pressentis, ils sont appelés par les effets des eaux minérales.

Les principaux de ces états morbides sont:

a) L'inflammation, nommément des organes du basventre, comme du foie, des ovaires.

b) Le rhumatisme chronique exaspéré, à l'état aigu, avec plus ou moins de fièvre, et répercussion sur des membranes séreuses internes.

c) Des attaques de goutte aiguë, quelquefois avec erration simultanée de la goutte d'un organe à l'autre.

d) Des affections catarrhales à la suite de refroidissements, pendant une activité augmentée de toutes les membranes, surtout des téguments extérieurs, accompagnées quelquefois de fièvre.

e) La rétention du flux hémorrhoïdal et menstruel,

et des congestions vers la poitrine et la tête qui en résultent.

f) Le flux hémorroïdal et menstruel trop abondant l'hématémèse etc.

g) Le nouvel éclat de la fièvre intermittente, si le malade en souffrait autrefois.

Quelques-uns de ces états morbides sont fort rares. L'état individuel décidera, si la cure doit être suspendue, ou seulement modifiée. Il faut leur donner toute l'attention nécessaire, car bien conduits, bien traités, ils contribuent essentiellement à un succès heureux de la cure, tandis qu'ils le troublent, le détruisent et deviennent même pernicieux, si on les néglige.

Voilà les états qui exigent quelquefois l'emploi des médicamenis. Mais il est bien rare qu'ils soient nécessités pendant l'usage des eaux minérales de Kissingen, parceque celles-ci agissent déjà en différents sens, et ce n'est qu'au plus grand besoin que nous y avons recours. Le malade se rend aux eaux parceque les médicaments ne lui ont pas apporté de secours, ou parceque son organisme est sursaturé de médicaments; pourquoi le tourmenter encore par la pharmacie?

Nous ne nierons pas que des médicaments, donnés au juste moment, appuient les effets des sources minérales, mais, souvent on emploie ce prétexte pour déguiser l'inefficacité des sources minérales.

10) Le point de saturation.

Ce point est d'une extrême importance. Le malade veut-il avoir un succès décidé des eaux, il faut continuer à les prendre aussi longtemps, que le point où l'organisme ne recevra plus d'eaux minérales, sans se nuire. Mais le point de saturation est entré, dés que la matière morbide est séparée ou expulsée par les sécrétions et par les excrétions; ce qui se fait reconnaitre, quand elles reprennent successivement leur état normal, surtout celles du canal intestinal, eu égard à la quantité et à la qualité, quoiqu'on continue à prendre les eaux et à baigner, pendant qu'elles ont été auparavant abnormes, de différentes couleurs et de différente consistence.

Ce point de saturation ne se présente pas dans les différentes maladies à la même époque, il dépend d'un côté de l'individualité, de l'autre de la nature et de la durée de la maladie, et il faut considérer en même temps, si le malade a déjà visité des eaux minérales. En général, on peut adopter, que le point de saturation ne vient peut-être jamais avant le quatorzième jour, mais après ce jour-là, les phénomènes appelés par la cure, exigent déjà quelque attention. Dès le vingt et un jusqu'au vingt-huit il faut vouer son attention à chaque phénomène. Mais quelquefois ce point est entré encore plus tard, après six à huit semaines.

Le point de saturation est ou complet ou incomplet.

a) Il est complet: quand toute la matière morbifique a été déchargée.

b) Il est incomplet: quand il n'est déchargé que d'une partie de la matière morbifique; parceque l'organisme, à cause de faiblesse ou d'intensité de maladie, ne peut ni recevoir en ce moment les eaux minérales, ni décharger de matière morbide. En ce cas il faut après quelque temps encore prendre du Ragoczy ou recommencer la cure plus tard.

11) Les effets consécutifs.

Il est bien rare que les effets cessent déjà avec la suspension du traitement intérieur et extérieur, ces effets, au contraire, continuent ordinairement encore longtemps, et ce n'est pas par là que l'amélioration est assurée, ou que la guérison est achevée; ces deux derniers états n'étant pas toujours amenés totalement par la cure, mais seulement introduits et produits. Il réussit ou à éliminer les matières morbides, et alors l'organisme se trouve, à la fin de la cure, dans l'état de convalescence, ou, ce qui arrive ordinairement, toute la force médicatrice y est éveillée pour éliminer peu-à-peu la maladie. Les malades quittent par conséquent nos sources minérales, ou complètement convalescents, ou encore malades, ou portant en eux la force d'atteindre leur santé, force qui agit de plus en plus, si elle n'est pas compromise ou liée violemment.

Les effets consécutifs méritent la considération la plus soigneuse qu'on ne leur voue, à l'ordinaire, point du tout ou seulement fort superficiellement. Le malade veut retourner chez lui complètement rétabli, et quitte pourtant si souvent la source, avec la sensation d'être encore malade. Tout ce qu'il a entendu des effets consécutifs, ne fait qu'éveiller en lui de la méfiance, car il ne peut se cacher que bien des médecins d'établissements de santé, quand leurs sources minérales restent infractueuses, renvoient leurs malades avec l'espérance d'être guéris par les effets consécutifs. Mais, aux sources minérales de Kissingen, on n'est pas réduit à donner aux malades, en partant, de vaines paroles consolatrices.

Si elles sont efficaces, médicatrices, la période réactive ne tarde pas à paraitre : mais, si pendant le cours du traitement, cette réaction ne se développe pas, il n'y a aussi rien à espérer des effets consécutifs, ou fort peu dans des cas bien rares. Mais aussitôt que la réaction s'est développée et qu'elle a atteint sa hauteur, on peut lui abandonner tout tranquillement l'élimination de la maladie, et le malade peut quitter Kissingen avec l'espérance la plus fondée.

Les effets consécutifs se manifestent de différentes manières. La différence principale est déterminée par la nature de la maladie. Rarement qu'ils paraissent immédiatement après la cure, souvent quelques semaines plus tard. Chez les personnes affectées d'hémorroïdes on aperçoit que le flux hémorroïdal critique décisif ne se présente que quatre, six, même huit semaines après la cure; il en est ainsi des déréglements du flux menstruel qui souvent ne se règle que quelques mois plus tard. Dans les cas de rétentions au bas-ventre il n'est pas rare de voir venir plus tard, par bouffées, encore des sécrétions critiques; il en est ainsi dans l'hypocondrie, dans la formation du calcul et de la gravelle. Ordinairement la santé ne retourne qu'après bien des oscillations, circonstance qu'il ne faut jamais perdre de vue.

Les effets consécutifs sont souvent troublés, retenus, déjoués :

a) quand la cure, en général, n'a pas été convenablement employée; quand on a commis des fautes dans son emploi, dans la diète psychique et physique;

b) quand la cure est de trop courte durée, de sorte que les eaux ne peuvent pas déployer leur force médicatrice, ou quand elle a été trop long-temps continuée, ce qui donne lieu à une trop forte irritation de l'organisme;

c) quand le malade retourne, aussitôt après la cure, dans ces anciennes conditions, persuadé, qu'avec la fin, tout est fini, et qu'il peut s'exposer à toute sorte de malignités.

12) L'arrière-cure.

Considérons le véritable résultat de la cure, sans avoir égard à son inefficacité absolue, et nous trouverons les circonstances suivantes:

a) La maladie est complètement éliminée, et n'exige, outre la diète convenable comme la réclame toute autre convalescence, aucun traitement ultérieur.

b) La maladie n'est pas tout-à-fait vaincue, mais la force médicatrice de la nature est éveillée dans l'organisme jusqu'à un tel point, qu'avec un secours convenable, arrière-cure, la guérison réussit complètement.

c) La maladie est telle, qu'on ne peut espérer de l'éliminer complètement par la cure, mais qu'une répétition est nécessaire, et que, dans les intervalles, il faut qu'un traitement, qui agit dans ces sens soit employé pour ne pas perdre ce qu'on a gagné, et pour préparer un résultat heureux.

Que l'un ou l'autre ait lieu, le malade est toujours réduit à observer la diète qui lui a été prescrite, encore quelque temps après être parti des eaux, ou pour ne pas troubler la convalescence ou pour ne pas arrêter les effets consécutifs, au contraire, pour les appuyer, ou, si l'on n'a atteint qu'un secours imcomplet, de ne pas l'anéantir, mais de l'affermir autant qu'il sera possible. Quiconque est à la portée de pouvoir encore disposer librement de trois à six semaines, en profitera pour faire un voyage de récréation, ' qu'on doit cependant faire avec toute commodité et tranquillité, et par conséquent, pas dans des diligences, ou pour les passer à la campagne, dans une belle contrée ; et ce sera d'autant plus salutaire, si c'est en société d'une famille parentée et sensible. Comme souvent les conditions domestiques ne souffrent point du tout, ou fort peu en prolongeant le retour du malade de quelques semaines, il fera bien de le reculer autant qu'il lui sera possible ; il ne peut qu'en profiter.

a) Relativement à la première circonstance, ces préceptes sont suffisants, pour qu'on veuille les suivre.

b) Relativement à la seconde circonstance, il s'agit de savoir, en quoi doit consister l'arrière-cure, si elle doit consister dans la visite de quelque eau ferrugineuse, dans l'emploi continué du Ragoczy et du Pandur d'envoi, ou dans l'emploi de médicaments.

Nous avons déjà averti plusieurs fois et même développé, dans quel cas il sera nécessaire, pour achever la guérison, de visiter quelque source ferrugineuse, nommément les deux sources qui se trouvent non loin de Kissingen. Nous recommandons de continuer l'usage du Ragoczy et du Pandur à ceux,

α) qui, après un temps de trois et six semaines, font

voir clairement que la force médicatrice de la nature n'est pas en état de conduire et d'achever les sécrétions critiques commencées.

β) chez qui le point de saturation, trop tôt arrivé, interrompt la cure, mais chez qui la maladie s'est tellement diminuée qu'on peut espérer, qu'elle ne résistera plus, après quelques semaines, à l'usage intérieur réitéré de nos eaux.

Nous ne conseillerons qu'au plus grand besoin, d'employer encore des médicaments après la fin de la cure, et s'ils ne doivent pas nuire, au lieu d'amener quelque avantage, il n'en faut choisir que tels qui agissent dans le même sens que la cure précédée.

c) Si l'on veut trouver un traitement convenable pour la troisième circonstance, une considération juste et sûre de toutes les conditions morbides est indispensable. Est ce qu'on doit recommander au malade l'arrière-cure de quelque bain ferrugineux, comme Bocklet? Est-ce-qu'il doit, vers l'automne, faire une cure de raisins? Est-ce qu'il doit, pendant l'hiver ou le printemps, jusqu'à la visite des eaux réitérée, prendre de temps en temps du Ragoczy, sans recourir à aucun autre remède? Voilà les questions quelquefois bien difficiles à résoudre, mais qui cependant sont ordinairement résolues assez justement, si le médecin ordinaire et le médecin des établissements s'éclaircissent alternativement.

II.

Emploi des sources minérales et des bains de Kissingen sous le rapport diététique.

On fait grand cas de la diète, en sens général, dans les cures qui sont effectuées par les eaux minérales; on lui attribue même une plus grande part de l'heureux succès qu'aux effets des sources minérales elles-mêmes.

Il est vrai, on ne peut nier qu'une bonne diète convenable soit une des conditions principales de l'heureux succès de la cure, et que sans elle on parvient bien à faire réussir quelques légères cures mais le plus grand nombre ne réussira pas. Quelquefois c'est d'un côté le pédantisme qui veut se donner des airs, de l'autre la légèreté, mais ni l'un ni l'autre ne doivent préjudicier à la maxime générale. La diète, que la cure par les eaux minérales de Kissingen réclame, n'est pas sévère, elle convient, au contraire à bien des individus et est toujours salutaire. Nous allons en énumérer les règles principales, précédées de l'ordre du jour.

1) Ordre du jour pour les malades.

A six heures du matin la musique se rend, en jouant une marche, du milieu de la petite ville, au jardin de cure, invitant ainsi la plupart des malades à l'usage matinal, où on se rend déjà plus tôt et même plus tard. C'est ici qu'une scène divertissante se déploie, huit cents et mille personnes, et à l'ordinaire encore plus, de toutes les conditions et de tout âge, le prince à côté du bourgeois, la reine à côté de la paysanne, parcourent le jardin, n'ayant qu'un seul but, celui de recouvrir la santé. Rien de plus intéressant que la physionomie générale, qui caractérise toute la société. Les grands établissements de santé présentent, en général, une physionomie morbide toute propre. Carlsbad la jaune et terreuse, Ems la pâle, hectique, Pyrmont celle des pâles couleurs etc. une telle psysionomie toute propre se trouve à Kissingen.

Cependant, c'est plutôt une psysionomie pleine, d'un rouge morbide, qui ne fait point du tout présumer des maladies si graves comme elle cache. La société se rassemble tous les matins au jardin de cure, comme les trois sources, destinées à l'usage intérieur, naissent dans cette enceinte. Ce jardin est bien vaste, le malade peut par conséquent diriger sa promenade à son gré. Si l'on aime la foule, on se rendra dans les allées moyennes, si, au contraire, on préfère la solitude, on se retirera dans les allées des extrémités.

Les personnes qui se connaissent, se réunissent; celles, que les mêmes sentimens régissent, se trouvent facilement, et celles, qui souffrent de la même maladie, se reconnaissent bientôt et s'associent, le nouveau-arrivé se sent bientôt aisé et n'est plus étranger. C'est une véritable presse que celle qui règne autour des sources du Ragoczy et du Pandur.

Quelques uns descendent et saisissent le verre, au moment où sort de la source, pour que le gaz acide carbonique ne s'échappe pas; la plupart attendent tranquillement ou avec impatience, que les garçons leur présentent les verres, boirent à coup lent ou à la hâte, et retournent à leur promenade. En attendant, la musique joue au milieu du jardin de cure, et met le comble au divertissement. A cela se joint encore, que la liste des malades et les lettres sont distribuées à la même heure. A huit heures chacun retourne pour prendre le déjeûner, quelques-uns à la Oelmuhle (moulin à l'huile), la plupart chez eux. Puis on se repose, on fait une petite promenade ou une visite, on écrit même une lettre, on reçoit la visite du médecin, jusqu'à dix ou onze heures, où commence la seconde partie de la cure les bains.

Le petit nombre seulement se baigne bientôt après l'usage intérieur, encore avant le déjeûner.

Après le bain il ne reste guère plus de temps que de s'habiller, et de faire encore une petite promenade au jardin de cure, ou de faire une visite, ou de lire la gazette.

Après midi et demi on se met à diner dans les hôtels et chez les restaurateurs; dans la maison de santé tous les jours avec de la musique, dans les autres hôtels quelques fois par semaine.

Après le diner, on voit se former plusieurs groupes, dont le plus nombreux se trouve au jardin, dans la salon magnifique de conversation où on prend en même temps le café. On fait des promenades à pied ou en voiture qu'on a déjà résolues le matin ou pendant le diner, et les environs s'animent. Quelques-uns se plaisent à perdre leur temps au tapis vert de la maison de santé; quand il fait mauvais, celle-ci se remplit particulièrement; mais aussi au cabinet de lecture et au théâtre, où on joue tous les jours à quatre heures.

Après six heures du soir, le jardin, qui sert en général de point de réunion, se remplit de nouveau. Plusieurs prennent du Pandur, d'autres font encore leur promenade du soir, encore d'autres attendent ici leur société pour se rendre d'ici au souper. La plupart se rendent chez eux; il n'y en a que peu, qui soient encore attirés quelque temps pas le tapis vert; entre neuf et dix on va se coucher.

Voilà l'ordre du jour pendant les années dernières; la vie sociale gagnera encore bien davantage par la construction de la nouvelle salle de conversation, dont le but principal est, de servir aux malades de point de réunion général.

2) Diète en sens strict.

Aucun livre, traitant des eaux minérales et des bains, ne paraît, dans lequel on n'eût pas présenté la diète comme une chose principale, et sur laquelle on n'eût pas donné des préceptes plus ou moins sévères. Mais cet objet est encore bien négligé; les médecins, les malades et les restaurateurs ne s'accordent rarement, souvent ils sont tout opposés.

En général, le malade devrait se bien représenter

le but qui le détermine à se rendre aux eaux. La cure n'est que trop souvent regardée comme la seconde chose, le plaisir, au contraire, comme la première et même aux dépens de la santé. Il devrait être inutile de rappeler à la mémoire du malade d'éviter tout ce qui est préjudiciable à la santé de ceux qui se portent bien, et de faire tout ce qui contribue à atteindre son but.

Au reste, nous comprenons sous le nom de diète, non seulement ce qui a du rapport avec la vie psychique, la diète psychique, qui mérite la première considération.

A. Diète psychique.

La diète doit occuper la première place dans les maladies, sur le développement desquelles des causes psychiques exercent quelquefois une grande influence, développement accompagné ordinairement de symptômes psychiques; là, où des maladies se trouvent vis-à-vis d'une source qui excite si profondément la vie psychique, la diète doit occuper la première place. Dans les cures ordinaires par les eaux, la diète psychique est déjà recommandée comme indispensable. Les excitations physiques influent par conséquent, aussi à Kissingen, fort préjudiciablement sur la marche de la cure, plus préjudiciablement qu'à toute autre source. Que tous ceux qui désirent visiter Kissingen, pour faire usage de ses eaux, se détachent de toutes leurs affaires, de tous leurs soins domestiques, même de leur souvenir; que les leurs soient si sages de ne faire mention d'affaires semblables dans leurs lettres, et qu'ils renoncent eux-mêmes à toute accompagnement qui pourrait les importuner sous ce rapport.

Qu'ils ne fixent au bain que le bien-être de leur corps, qu'ils éloignent tout, qu'ils évitent tout ce qui peut troubler leur repos Ayant seulement le but de donner des avertissements et non de longues explications, nous croyons que ce peu de mots suffiront.

B. Diète somatique.

a) Relativement aux mets et aux boissons.

A Kissingen, il s'agit surtout des maladies qui ont été causées par une diète contre nature, vicieuse, chronique, vis-à-vis d'une eau minérale qui se saisit de la sphère reproductive tout entière, de tout le procédé nutritif et constructif dans leurs racines. Aucune autre eau n'est comparable au Ragoczy et au Pandur sous ce rapport; ils possèdent tous les deux tant de propriétés et, par conséquent, tant d'opiniâtreté, comme ne les possèdent ni le Sprudel, ni le Kesselbrunnen, ni le Kreuzbrunnen et d'autres. C'est, par conséquent, une erreur désastreuse que de vouloir mettre ces deux sources à la même ligne avec d'autres eaux minérales. Elles réunissent les propriété des eaux ferrugineuses salines et acidules. Elles n'excluent pas un grand nombre de mets, mais ceux, qu'elles excluent, sont directement préjudiciables à la cure. Là, où l'usage du Pandur, et surtout du Ragoczy, n'est pas uni à une diète convenable, ils présentent à peine quelque avantage, ils nuisent souvent décidément. Il s'y joint encore, qu'à Kissingen la cure principale consiste dans l'usage intérieur; par conséquent, qu'une diète rigoureuse est bien plus indispensable qu'aux sources, où la cure principale consiste dane l'usage des bains.

Le déjeûner ordinaire se compose de café avec du pain au lait. Aucun autre déjeûner ne semble se comporter aussi bien avec le Ragoezy et le Pandur que celui-ci. Le déjeûner sera frugal; quoique l'appétit soit augmenté, on se gardera bien de manger trop de pain, surtout de celui, qui est fait avec du beurre et qui est absolument nuisible; il en est ainsi des beurrées avec du café.

Des malades faibles, qui ne peuvent pas attendre du temps du bain jusqu'au diner, sans rien manger, ne pourront mieux faire que de prendre une tasse de bouillon avec un peu de biscuit, un oeuf à la coque, même un peu de vin.

Aux tables d'hôte on ne sert que des mets qui s'accordent avec les effets de la cure. On verra par l'énumération des mets qui disconviennent à la cure, que nous ne prétendons pas que la table soit maigre ou monotone.

α) Sous le rapport de la viande: la viande de moutons gras, de cochons, la chair des oies et des canards; les viscères, etc. puis tous les poissons qui viennent des eaux stagnantes et marécageuses.

β) Sous le rapport des légumes; les légumes de feuilles et de cosses, les choux, le choux frisé, les faséoles etc.; des jeunes et tendres haricots seulement pourront être permis dans quelques cas.

γ) Sous le rapport des salades; toutes les espèces de salades sont nuisibles.

δ) Sous le rapport du farinage; tout farinage, quelque en soit la préparation, ne se comporte ou point du tout ou fort difficilement avec l'usage intérieur.

ε) Sous le rapport des fruits; les fruits par ex. les pommes, les poires, les prunes, les abricots, les cerises, les griottes empêchent les effets de la cure. Les fraises paraissent faire la seule exception, quand on les mange mêlées au sucre et à un peu de vin chaud. Les compotes, préparées avec des fruits séchés, sont peu désavantageuses, il n'en est pas ainsi des compotes, préparées avec des fruits frais qui ne conviennent pas bien.

Il reste aux tables d'hôte, par conséquent, encore un grand choix relativement aux viandes et aux légumes, et aucun mets n'est exclus qui ne soit plus ou moins incommodant pour chaque estomac sain. C'est encore une propriété distinguée du Ragoczy de supporter facilement les mets qui conviennent à la santé, et de résister obstinément à tous les mets malsains et difficilement à digérer. C'est surtout les épices âcres et aigres qui lui résistent le plus dans les apprêts de mets, en particulier la graisse, c'est pourquoi chaque malade, doit renoncer à la beurrée pour la durée de la cure.

La frugalité n'est pas moins nécessaire que d'éviter les mets indigestes qui fournissent une mauvaise coction.

Si l'on surcharge l'estomac de mets, et même de ceux qui ne sont pas nuisibles, la marche de la cure peut être arrêtée, troublée. Comment est-il possible de réussir à guérir des maladies dont les racines se trouvent dans l'estomac, quand celui-ci leur amène tons les jours de nouvelle nouriture, quand, au mieux aller, les bons effets que le Ragoczy a produit le matin, sont détruits à midi? Que le malade ne se laisse pas tenter par son appétit augmenté au commencement de la cure, il n'est pas fondé dans un besoin augmenté de nourriture.

Après le diner, dans des promenades, une tasse de café ne fait pas de mal, mais bien le thé avec du gâteau etc.

Le souper ne se composera que d'un simple service, d'une soupe ou de viande, ou d'oeufs à la coque. Les mets d'oeufs d'une digestion pénible au contraire, ainsique les compotes sont nuisibles: ces derniers nommément troublent les effets du Ragoczy bien sensiblement.

Relativement aux boissons il faut remarquer, qu'outre l'eau minérale convenable, il est bon d'éviter tant que possible, pendant la cure, toute autre boisson, comme par ex. l'eau douce, les eaux acidules, le vin et la bière. Une grande quantité de boisson, pendant le diner, est absolument désavantageuse. Un malade qui, pendant le repas, ne fait usage d'aucune boisson se trouvera le mieux à son aise; si, au contraire, la coutume y force, on bornera la quantité à deux ou tout au plus à trois verres. A midi le vin est préférable à toute autre boisson.

Des vins généreux de Franconie, les vins du Mein et de la Saale sont toujours à la disposition, on n'a qu'à choisir. Mais ceux qui sont accoutumés à un certain vin pourront conserver cette coutume. La bière semble arrêter les effets de la cure plutôt que de les accélérer; on ne doit jamais en boire une grande quantité. L'eau douce pure ou avec du sucre, les eaux acidules pures ou avec du sucre et un peu de vin, prises pendant l'après-midi, sont des boissons rafraîchissantes, cependant il ne faut pas les prendre trop froides.

b) Relativement à l'habillement.

Sous le rapport de l'habillement il faut considérer, non seulement la saison dans laquelle la cure a lieu, mais encore cette circonstance, que l'usage intérieur se fait le matin de bonne heure, et que tout le système cutané est transmis duns un état bien plus accessible aux influences du dehors et aux changements de la température.

L'habillement s'accommodera, non seulement avec la saison, mais encore avec la cure, par conséquent, il doit être léger, pas trop serré, chaud, mais pas trop chaud, pour que le corps n'entre pas trop vite en sueur. L'enveloppement du corps tout entier dans la flanelle se fait presque toujours aux dépens de la santé, du moins aux dépens de plus importantes actions de la peau.

Il est bien salutaire de changer souvent les habits. Les pieds exigent des soins particuliers; car les refroidir, les mouiller, c'est se précipiter dans le danger.

c) Relativement au repos et au mouvement.

L'ordre du jour présente déjà assez d'occasions de se donner du mouvement. Cependant, sous ce rapport, il ne faut pas s'écarter trop de l'ancienne coutume. Celui qui, chez lui, a été banni toute la journée à la chambre et qui, aux eaux, se trouvant continuellement sur les jambes, manque aussi bien que celui qui, pendant la cure, ne se donne que le mouvement absolument nécessaire, étant pourtant accoutumé à une vie mobile, et voulant se reposer ici. Nulle part une juste mesure n'est plus indispensable qu'au bain. Le malade divisera également le repos et le mouvement, mais cependant pas d'après l'état de ses forces et d'après le temps de la cure. Au commencement le mouvement peut même prévaloir un peu, mais durant la période réactive un plus grand repos devient nécessaire. Il ne faut jamais prolonger le mouvement jusqu'à la fatigue. Il faut éviter les grandes promenades pendant l'avant-midi, où le corps est un peu fatigué par le mouvement qu'on fait pendant l'usage intérieur et par le bain. Le repos, immédiatement après le repas, est bien salutaire ; puis on fera une grande promenade à pied ou en voiture, mais on retournera de bonne heure pour ne pas s'exposer aux dangers de l'air frais du soir.

d) Relativement au sommeil et aux veilles.

Touchant ces deux points, il faut conserver l'ancienne coutume. Le commencement de l'usage intérieur le matin de bonne heure, ainsi que la circonstance que l'organisme entre dans un état valétudinaire exaspéré, exigent que le malade se couche le soir de bonne heure. Le sommeil de l'après-midi n'est désavantageux qu'à ceux, qui ne s'y abandonnent que durant la cure ; mais celui qui en avait déjà contracté la coutume n'y renoncera pas, sans toutefois s'y abandonner trop. Il est absolument nuisible de dormir dans les autres heures de la journée, nommément après le bain.

3) Promenades et lieux de récréation.

Les occasions de se promener à pied et en voiture ne manquent pas. La plaine et les hauteurs sont traversées par des sentiers et des chaussées, et on en fait continuellement de nouveaux. Des jardins, des moulins, des maisons de chasse, des ruines invitent au repos.

Les promenades *à pied* sont le long de la Saale dans les vallons de ce côté, et sur les collines.

La *Lindenmühle.* Du jardin de la cure conduit immédiatement une allée le long de la Saale et tout à travers des prairies à ce moulin, éloigné d'un quart de lieue.

La *Oehlmühle* et le *jardin de Hirschheimer* — deux jardins de récréation, où on trouve aussi des tables d'hôte.

Le *Cascadenthal* — vallon des cascades. — Dans cette vallée, située à trois quarts de lieue de Kissingen, le Prince-Evèque Adam Frédéric Seinsheim fit établir de magnifiques plantations avec des hydrauliques superbes. Mais ils tombèrent au commencement de ce siècle et disparurent peu à peu. Ce n'est que depuis quelques années, qu'à ma proposition on y a retabli des chemins et transformé cette vallée en une promenade ravissante.

La *Saline* avec graduation, le *Soolensprudel*, cette source remarquable qui est très fréquentée pendant la saison des eaux, et le *Thérésienbrunnen* presque vis-à-vis du Cascadenthal.

Le *Seehof* et le *Claushof*, deux maisons de chasse où on peu avoir des rafraichissements. L'une éloignée de Kissingen de trois quarts de lieue, et l'autre d'une lieue. Il y a des sentiers, qui y conduisent par la forêt.

Le village de *Winkles*, la *Bodenlaube* avec des ruines d'un ancien château, avec une restauration.

Les promenades les plus agréables, qu'on puisse faire *en voiture*, dans les environs de Kissingen sont:

à *Waldaschach* et à *Bocklet* située à deux lieues de Kissingen. Bocklet avec des sources ferrugineuses égale aux bains, aussi bien par sa situation que par ses environs où on peut s'abandonner, loin du bruit fatiguant des bains à la puissance d'une nature ravissante, et au soin de la santé. Découvertes dès l'an 1720 ses sources sont au rang des plus efficaces. Bocklet, comme bain, forme une intégrité, et il a été le sejour d'été ordinaire des anciens Princes-évêques de Wurzbourg et de leur cour. Il appartient actuellement aux entrepreneurs de Kissingen. On y voit beaucoup de monde chaque semaine une fois pour y diner. On y va plusieurs fois l'après diner, le plus souvent à cause de son excellent café.

Brückenau est éloigné de sept lieues. Ce bain est le séjour d'été du roi de Bavière. Tout y est dans la plus belle harmonie. Le salon de la maison de santé — Kurhaus — chef d'oeuvre d'architecture, exécuté par Guttensohn, architecte très habile, se rangeant comme digne anneau dans la chaîne des monuments d'architecture du siècle des arts de Louis, attire les regards avant tout. Brückenau est entouré d'une vallée charmante et pittoresque, ornée des plus belles plantations, de montagnes couvertes de forêts épaisses, le bain ayant une situation un peu élevée et saine, entourée d'une nature hardie et grandiose. Il y a trois sources. La source de Brückenau — Brückenauer Quelle — appartient sans doute au nombre des sources ferrugineuses les plus pures et les plus éthérées d'Allemagne; les sources de Wernarz et de Linnberg au contraire sont les sources acidules aigrelettes les plus pures, „les seules de cette sorte qu'on connaisse jusqu'ici sur la terre.“ Le bain est soumis à la régie royale; la table est excellente, les vins les plus exquis et les plus délicieux de la cave royale de Wurzbourg.

Le *Stufenberg* un des plus hauts points des environs, à deux lieues de distance, remarquable par les divers beaux points de vue dont on jouit sur cette montagne.

Euerndorf, petite ville avec le château de *Trimberg* en ruine, à deux lieues de Kissingen.

Neustadt, à quatre lieues de Kissingen. La situation de cette petite ville dans une vallée étendue et traversée par la Saale, est très agréable. Près de Neustadt attirent les regards avant tout les ruines grandioses de *Salzbourg* ou à résidé il y a huit siècles Charlemagne. La vue de ces ruines est très pittoresque.

Schweinfurt, petite ville sur les bords du Mein dans une charmante vallée, attire l'attention par ses fabriques. Elle est située à cinq lieues de Kissingen.

4) Musique, Bals, Concerts, Forté-piano.

Les occasions d'animer le sentiment par la musique se présentent assez fréquemment. La musique joue tous les jours le matin et le soir de six heures jusqu'à huit au jardin de cure (de santé). Dans le Kurhaus, la musique joue tous les jours pendant le diner et chez les autres restaurateurs quelques fois par semaine. Les places de récréation les plus fréquentées manquent rarement de musique.

Les amusements par la danse, les bals n'ont pas trouvé jusqu'ici de sympathie à Kissingen. Ce n'est qu'à des fêtes particulières qu'on a voué quelques heures aux plaisirs de la danse dans le salon de conversation. Aucune saison ne se passe sans qu'il n'y ait plusieurs concerts. Ils sont ordinairement montés par d'habiles musiciens, par des virtuoses qui s'y trouvent pendant la saison, en partie à leur bénéfice, en partie au bénéfice des pauvres.

Dans la plupart des maisons, l'amateur de la musique trouve un forté-piano.

5) Théâtre.

Kissingen ne possède pas encore sa propre maison de spectacles; en attendant on a changé, à l'aide des secours que le gouvernement a bien voulu donner, le salon du jardin de Mr. Hirsscheiner en théâtre dans lequel une troupe de comédiens donne ses représentations depuis quelques années. Le spectacle commence entre quatre à cinq. Ordinairement on ne représente que des comédies, des drames petits et amusants qui ne remplissent que deux heures, tout au plus deux heures et demie.

6) Institut de lecture, et de journaux. Cabinet de lecture.

L'institut de lecture et de journaux existe depuis l'an 1836, établi par le libraire et marchand d'estampes Mr. *Charles Jügel* de Francfort s/m à Kissingen, pour la durée de la saison. Il contient une vingtaine de gazettes et de journaux entr'autres plusieurs gazettes françaises et une gazette anglaise. Les lois, adoptées pour cette sorte d'instituts, sont les mêmes pour celui-ci. Il est ouvert au public depuis huit heures du matin jusqu'à une heure, et depuis deux heures de l'après-midi jusqu'à huit heures du soir. L'abonnement est de 1 florin 21 Kreuzers pour 15 jours, et 2 florins pour un mois.

Avec cet institut de lecture se trouve réuni un cabinet de lecture, dans lequel on trouve ce qu'il y a de plus nouveau et de plus intéressant dans la littérature allemande, française et anglaise, qui continuellement est augmenté, pendant l'été, des nouveautés de la littérature, et dont on dresse un catalogue qui est distribué. Si l'on veut faire usage de cet institut, il faut déposer 4 florins, qui sont remis, quand l'abonnement cesse ou quand le livre est retourné. Les simples volumes se paient six kreuzers par jour, l'abonnement de huit jours est 1 florin, dans ce dernier cas, avec la permission de changer deux fois par jour.

Monsieur *Jügel* entretient, en même temps, un établissement de littérature et de beaux arts, qui est pourvu d'un assortiment bien soigné d'objets de la littérature et des beaux arts, et il est en état d'éxécuter, au plus vite et au plus bas prix, les ordres dans ces branches, soit des ouvrages de la littérature ou des beaux arts allemands ou étrangers.

Le greffier *Rehm* possède aussi un cabinet de lecture qui contient principalement des ouvrages de belles lettres allemands.

7) Jeux de hasard.

Si nous parlons ici de ces jeux-roulette, pharaon etc. qui se trouvent dans le Kurhaus, qui sont ouverts tous les jours de trois heures jusqu'à dix heures, c'est pour montrer du plus clairement possible, que leur influence ne peut être que nuisible à la marche de la cure. Que le malade gagne ou perde de l'argent, n'importe, pourvu que la santé n'en soit pas préjudiciée. Avec l'excitation presque fébrile, dans laquelle l'organisme valétudinaire est transporté par la cure, la tension, la compagne ordinaire du jeu, est encore plus profonde et plus nuisible.

8) Circonstances qui troublent l'heureux succès de la cure.

Nous terminons cette partie par quelques mots, que nous dirons encore sur les circonstances qui peuvent troubler, arrêter, ou même souvent détruire le bon succès de la cure. Cet objet, qui mérite la plus haute importance, a été envisagé scrupuleusement et traité plus ou moins au large pendant le cours de toute cette serie de préceptes; il suffira, par conséquent, de résumer les circonstances principales.

1) Négligence des préparatifs nécessaires à la cure, et commencement trop brusque et trop précipité de la cure.

2) Choix d'une saison défavorable, en ce que des malades, à qui la chaleur de l'été est bien salutaire, choisissent le printemps ou l'automne pour se rendre aux eaux, tandis que d'autres, dont la cure ne se trouve favorisée que par les saisons tempérées, visitent les eaux pendant les ardeurs de l'été.

3) Usage intérieur et extérieur des eaux minérales contraire au but, et leur emploi pervers, de sorte qu'on ne fait pas usage de la source qui conviendrait le mieux, qu'intérieurement la juste mesure a été surpassée, ou pas atteinte, ou que la température du bain a été portée à un degré trop élevé ou trop bas, etc.

Déclination de la manière de vivre tranquille et modérée pendant la période réactive, méconnaissement de son importance et de là, négligence de la précaution nécessaire relativement à l'usage intérieur et extérieur des eaux.

5) Péchés, commis dans la diète physique et psychique qui arrivent journellement à Kissingen aussi bien que dans les autres établissements de santé, et commis souvent par grande légèreté. Il n'y a que peu de malades dont on puisse dire, que leur séjour dans un établissement de santé peut être regardé uniquement comme séjour récréatif.

6) Séjour trop prolongé ou trop abrégé auprès de la source, de sorte que le point de saturation n'est pas atteint ou qu'il est surpassé.

Des désavantages sont les suites de ces deux circonstances.

7) Interruptions des effets par un retour trop prompt dans les préjudices d'un ancien genre de vie, par la négligence d'une arrière-cure nécessaire. Les succès, les plus heureusement amenés, ne sont pas rarement anéantis par là.

QUATRIÈME PARTIE.

I.

Police.

II.

Médecins. Bienfaisance. Eglise.

III.

Economie.

I.

Police.

Qand à la police, elle est exécutée par le *bailli royal.* Outre le bailli royal, il y a encore un *commissaire de bains*, au ressort duquel appartiennent toutes les affaires qui ne se rapportent pas strictement à la police.

Dans la publicatien de l'an 1835 se trouvent les points principaux qui intéressent ceux qui visitent les eaux.

1) Chaque personne est obligée de payer, pour l'amélioration de l'établissement de santé, pour l'embellissement des alentours, et pour l'agrément de la vie qu'on passe aux eaux, une contribution en qualité de taxe, qui est fixée à 3 florins pour chaque simple malade et chaque chef de famille, et à 1 florin 30 Kreuzers pour chaque autre membre de la famille, pour chaque autre personne des bas-employés, de la bourgeoisie et de l'état de paysan. Les passans, c'est à dire, des étrangers qui ne s'arrêtent que trois jours au bain, puis les malades indigents qui sont en état de le prouver sont exempts de la taxe.

Les possesseurs de maison sont obligés d'exiger la contribution de ceux qui visitent le bain, de la remettre au bailliage royal et répondront de la levée exacte et de la delivraison.

2) Le bailli royal ayant l'ordre de dresser par an jusqu'au premier mai un cadastre complet de tous les logements, tous les possesseurs de maison à Kissingen, ainsi quetous les loueurs de logement, sont tenus, sous amende de 3 rixdales de faire communication exacte et complète au bailliage royal, au plus tard, huit jours après la publication de l'ordre, de tous leurs logements à louer, et de fixer eux-mêmes le prix, pour lequel ils veulent céder et louer leurs logements pendant la saison, avec ou sans bains.

Le loyer, fixé par le loueur, ne peut être haussé pendant la saison, sous amende d'une somme égale au loyer levé. Mais chaque loueur de logement pourra rabaisser les loyers qu'il a fixés d'abord. Le surhaussement apparent des loyers qui n'est que l'effet de l'usure, et qui ne laisse d'être désavantageux pour tout l'établissement, est assujetti à une juste réductiou de la part du gouvernement.

3) Dans le cas où le locataire n'arrive pas, les logements commandés doivent rester encore deux jours vacans. Avec le troisième jour les droits du locataire sur e logement sont échus s'il n'arrive pas le jour fixé, et le loueur a le droit de le louer à une autre personne. Les étrangers qui ne prennent pas possession de leurs logements commandés le jour fixé, et qui n'en avertissent pas à temps leur loueur, ne pourront accuser qu'eux-mêmes

si, en arrivant à Kissingen, ils sont embarrassés de leurs logements. Chaque étranger est obligé, aussitôt son arrivée, d'inscrire dans le rapport des étrangers que le propriétaire présentera, son nom et son caractère ainsi que ceux de son accompagnement, en cas qu'il en ait, et de délivrer son passe-port.

Le propriétaire est tenu de déposer au baillage royal le passe-port et le rapport des étrangers au plus tard trois heures après l'arrivée de l'étranger, ou, si elle a lieu dans la nuit, jusqu'à 9 heures du lendemain.

Le changement des logements et le départ des étrangers doivent être indiqués de la même manière.

Chaque étranger est obligé d'envoyer prendre son passe-port du moins 24 heures auparavant.

Chaque étranger reçoit, pour la durée de son séjour, une carte de légitimation qu'il rendra contre le retour de son passe-port.

5) Tous les différends de louage entre les étrangers et le loueur sont portés d'abord au commissariat des bains qui essaiera, comme autorité médiatrice, une médiation à l'amiable, et s'ils sont du ressort de la police, ils sont renvoyés au baillage royal-

Tous les loueurs de logements à Kissingen sont obligés de les meubler non seulement d'une manière commode, mais aussi d'une manière qui réponde aux égards qu'on doit à la santé.

Les paiemens pour le mobilier, le linge et le nettoiement de la chambre sont sous-entendus dans le loyer tant qu'on n'a pas fait un accord en particulier.

Chaque étranger est en droit d'exiger que sa chambre

soit proprement balayée, et que chaque semaine elle soit frottée une fois, qu'il reçoive chaque jour un essuie-main blanc, et que le lit soit couvert chaque semaine de taies et de draps blancs.

7) Les loueurs de logements qui donnent en même temps des bains, sont particulièrement tenus, d'en soigner éxactement la préparation. Ils sont responsables que non seulement les ustensiles de bain soient propres et que toutes les fois, que le malade prend un bain, il soit suffisamment pourvu de linge blanc pour s'essuyer, mais particulièrement que les bains soient encore soigneusement et exactement préparés d'après les préceptes du médecin.

Les désordres et les falsifications sous ce rapport, s'ils se déclaraient contre toute attente, seraient punis la première fois de 10 risdales, la seconde fois de 20 et la troisième fois de 30, et de suspension du droit de donner des bains et de puiser l'eau nécessaire dans les sources du Pandur et du Ragoczy.

8) Chaque loueur de logement doit afficher à l'entrée de sa maison une liste, contenant non seulement les prix des logements en particulier, comme ils sont inscrits dans le cadastre des logements, mais encore les prix des petits repas, comme du café etc. qu'il voudra donner à ceux qui logent chez lui.

9) Les jeux de hasard sont défendus à tous les habitans de Kissingen de l'état de bourgeois, aux campagnards des environs, et à tous les domestiques, tant indigènes qu'étrangers. L'heure de police (l'heure de retraite) est fixée à dix heures du soir pendant la saison. Tous

les habitans de Kissingen, ainsique tous les domestiques étrangers sont le plus sévèrement tenus à l'observer, et les hôteliers sont responsables de l'exécution de ce réglement sous amende de 3 rixdales.

Il est permis, par exception, à des personnes de haut rang, quand elles se trouvent en societé tranquille, de rester aux lieux publics jusqu'au delà de l'heure de police.

Les arrangements particuliers de la police que le besoin du moment exige seront affichés à l'entrée du jardin de santé.

La basse police même est exécutée par des gensdarmes, auxquels on s'adressera au besoin; ils se trouvent toujours près du jardin de santé et aux lieux bien fréquentés.

II.

Médecins. Bienfaisance. Eglise.

1) Médecins.

Les malades qui voudront consulter un médecin relativement à leur cure, pourront choisir à Kissingen entre les trois médecins qui président à ces eaux. En outre il y a encore des médecins qui y font leur cure ou qui accompagnent des étrangers dont l'un ou l'autre ne refusera pas son conseil dans des cas particuliers.

Sous le rapport de le chirurgie il y a à Kissingen deux chirurgiens, et une femme qui se charge des petits travaux chirurgicaux auprès des femmes.

La seule pharmacie qui se trouve à Kissingen est arrangée avec des soins particuliers pour cette ville, comme établissement de santé.

2) Bienfaisance.

Un grand nombre de malades, surtout de la Basse-Franconie, reçoivent par an du gouvernement royal du cercle une certaine somme pour pouvoir faire aux eaux un séjour de 3 à 4 semaines.

Un établissemeut très bienfaisant est le *Thérésien-Spital* (l'hôpital de Thérése), fondé par la charité de la reine de Bavière, pour traiter les domestiques pauvres. comme monument de sa première présence à Kissingen.

La bienfaisance se manifeste par excellence particulièrement à l'occasion des fêtes du roi de Bavière, le 25 août, à l'anniversaire de la naissance de la reine de Bavière, le 8 juillet, et du roi de Prusse, le 3 août. Bien des malades se réjouissent des secours particuliers de l'un ou de l'autre de ceux qui visitent nos eaux. La caisse des pauvres du district se réjouit encore d'un avantage tout particulier; tous les dimanches et tous les jours de fête, elle fait faire la ronde à une boîte autour de la table dans le Kurhaus dans laquelle chaque assistant pourra mettre, à son gré, un petit secours.

3) Eglise.

La plupart des habitans sont catholiques, il n'y a que peu de protestants, mais un nombre assez grand de Juifs.

L'église est située dans la petite ville. Le service divin y a lieu tous les jours et chaque dimanche, ainsi que chaque jour de fête il y a un sermon; hors de la petit ville, dans le cimetière se trouve une chapelle de la Sainte Vierge d'une grandeur assez étendue, où il n'y a que de temps en temps une messe le dimanche, mais qui est tous les jours ouverte aux pieux. Elle est agréable, claire et saine, tandis que l'église est fraîche et humide, c'est pourquoi les malades ne pourront la fréquenter qu'avec précaution, nommément pendant la saison chaude.

Les protestants ont un propre, mais petit local.

III.

Economie.

Cette expression est prise ici en un sens un peu étendu pour comprendre différents objets.

1) Logements.

Kissingen a su répondre excellement aux éxigences que les malades ont élevées sous ce rapport dans les derniers temps. On a vu s'élever non seulement de nouvelles maisons, mais des rues toutes nouvelles, de sorte qu'à côté de l'ancien Kissingen il s'est élevé un tout nouveau.

Les maisons se composent non seulement d'habitations simples et bourgeoises, il y a même des bâtiments qui se distinguent par un style grandiose, beau et noble. Toutes les maisons sont de pierres, absolument sèches, aérées et claires.

Dans les nouvelles rues on a laissé entre les simples maisons de la place libre et plusieurs ont des jardins.

La disposition intérieure répond à l'éxtérieur des maisons.

L'ameublement est toujours suffisant, souvent élégant, même riche.

Le Kurhaus renferme plusieurs salons et un grand nombre de chambres grandes et élégantes et des cabinets.

Les maisons de la rue du *Kurhaus* et de la rue de la *Chapelle (Capellenstrasse)* se distinguent par leur grandeur, par leur belle situation et par la proximité du jardin de santé.

La *Ludwigstrasse* qui est agréable et claire en fait la suite.

Les maisons de la *Thérésienstrasse* (rue Thérèse) qui est un peu déserte, ont une vue étendue sur des jardins et sur des côteaux; celles de la *place du marché* au contraire, privées de cette vue, dédommagent par la foule ondulante.

Dans les autres rues se trouvent encore de beaux logements.

On trouve en outre plusieurs maisons isolées, même au delà de la Saale, environnées d'une contrée libre et agréable pour ceux des malades qui préfèrent un logement isolé et tout champêtre.

Par cette variété de rues et de logements le malade se réjouit d'un grand choix et en même tems de l'avantage d'une différence de prix.

Il y a des chambres à 3 florins jusqu'à 12 florins. Voilà le prix quand on se baigne en même temps dans la maison.

Dans le cas où on ne se baigne point du tout ou hors de la maison, le loueur a le droit d'exiger encore deux florins, sans égard au nombre des chambres que le malade possède. Aucun loueur ne pourra exiger plus de deux florins.

Au commencement de la cure, pendant les mois d'avril et de mai, et à la fin de la cure, vers la fin du mois d'août, pendant les mois de septembre et d'octobre les prix sont bien modérés.

Ces hauts prix n'ont lieu que pour la véritable saison pour les mois de juin, de juillet, et le commencement d'août. Relativement aux commandes de logemens qu'on voudra faire d'avance, si l'on ne connaît point de propriétaire, on s'adressera au commissariat de bains, qui commence ses affaires dès la mi-mai, ou on s'adressera aux médecins des eaux. Qui, au contraire, n'aime pas les commandes d'avance et qui préfère choisir lui-même, s'adressera de suite après son arrivée, au commissariat des bains, où se trouvent à l'inspection les logements vacans et leurs prix.

2) Hôtels. Jardins publics.

Il y a actuellement trois hôtels à Kissingen. L'hôtellerie de Bavière touchant à la chaussée de Wurzbourg et au jardin de santé; l'hôtellerie de Wittelsbach au milieu de la petite ville; l'hôtellerie de Saxe sur la chaussée de Bocklet.

Tous ces hôteliers sont obligés de garder quelques chambres vacantes pendant la saison, en partie pour recevoir les étrangers qui ne font que passer ou qui ne font que des visites, en partie pour recevoir des malades, qui n'ont pas encore de logements, jusqu'à ce qu'ils en aient trouvé.

Ces trois hôtelleries ont à peu près le même rang, dans chacune se trouvent des chambres bien meublées, une grande salle à manger etc. et des écuries.

Nous avons déjà recommandé le jardin public de la *Oehlmuhle* (à l'huile); le jardin de Mr. Hirschheimer et le vallé des cascades. Dans la plupart des places de récréation se trouvent de petits auberges.

3) Tables.

Chaque habitant de Kissingen a le droit de tenir table. Cependant il n'y en a que peu qui profitent de ce droit. Il n'y a pourtant pas de manque sous ce rapport.

Parmi les tables celle du Kurhaus occupe le premier rang.

Le prix et de 1 fl.

Les tables des trois hôtels sont à peu près égales: le prix dans l'hôtellerie de Bavière et dans l'hotellerie de Saxe est ordinairement de 36 Kreuzers, dans l'hôtellerie de *Wittelsbach* seulement de 30 Kreuzers.

Le traiteur *Weingaertner* tient une bonne table à 24 Kreuzers, et le caffetier Mr. *Zuchlag* une table à 36 Kreuzers. Dans le moulin à l'huile *(Oehlmuhle)* et dans le *Hirschheimers Garten* sont aussi des tables d'hôte.

Pour les Juifs qui ne veulent pas dévier de leurs coutûmes religieuses même pendant la cure, il y a des tables particulières chez plusieurs personnes de leur religion.

Un ordre de rang n'a pas lieu aux tables, qui commencent à 1 heure, et l'ordre des places est déterminé d'après le temps de l'arrivée aux eaux. Cependant les parens et le compatriotes se rangent facilement ensemble. Les services par de propres serviteurs ne peut avoir lieu.

Le déjeûner est pris ordinairement dans la maison où on loge, il n'y en a que peu qui déjeûnent ailleurs.

La portion du café avec du pain se paie 15 jusqu'à 18 Kreuzers.

Le soir on soupe presque chez tous les traiteurs à la carte à 12 jusqu'à 18 Kreuzers.

Ceux, qui préfèrent diner chez eux plutôt qu'à la table d'hôte, se feront apporter le manger d'un des hôtels à un prix seulement un peu plus haut. On a choisi jusqu'ici, par préférence, la cuisine de Mr. Weingaertner, de Mr. Zuschlag, et de la hôtellerie de Wittelsbach.

Les vins de Franconie et du Rhin ne manquent sur aucune table, et dans le Kurhaus on trouve un grand assortiment de toutes sortes de vins étrangers.

On trouve aussi un dépôt de vins exquis en bouteilles chez Phil. Hailmann.

4) Dépenses légales. Prix des bains. Pourboire. Musique.

Nous avons déjà parlé en haut de la dépense légale, nommée taxe de bain.

Sa levée ne pourra être nommée injuste, parceque la somme rentrée est employée uniquement à l'intérêt de ceux, qui font usage de nos eaux.

A côté de cette taxe existe encore un petit droit de 12 Kreuzers que chaque malade paiera dans la caisse de l'administration de la ville pour l'éclairage.

Le prix d'un simple bain du Maxbrunnen, du Pandur,

du Ragoczy, le linge y compris est fixé à 30 Kreuzers, et du Soolenspudel à 36 Kreuzers, mais celui qui voudra le linge double ou triple, paiera un surplus de 3 ou de 6 Kreuzers.

Le prix de la douche est de 48 Kreuzers.

La servante qui prépare le bain reçoit ordinairement 6 Kreuzers pour chaque bain.

Le prix pour un bain de gaz est 24 Kreuzers.

Pour le chirurgien dans l'établissement on ne paie rien, le fontainier reçoit seulement à la fin un pourboire.

Aux sources on ne paie de même rien qu'un pourboire, à son gré, à un des garçons puiseurs.

Quand aux tables, on pourra payer quelque chose au garçon en partant.

Les filles de chambre et les vergeteurs d'habits reçoivent un pour les épingles ou pourboire proportionné à leurs services.

La musique présente, quelques jours après l'arrivée de l'étranger, une liste dans laquelle il inscrira la contribution qu'il voudra faire.

Aux tables, toutes les fois qu'elle joue, la musique fait présenter l'assiette aux messieurs.

5) Quelques dépenses pour des besoins particuliers. Boutiques.

Les dépenses pour le blanchissage font un point particulier.

Il ne manque pas de blanchisseuses à Kissingen de répondre aux besoins sous ce rapport.

De même il n'y a pas manque de marchandes de modes qui cherchent à contenter les besoins des dames. Outre les marchands de Kissingen, parmi lesquels nous recommanderons Mr. Schoeller dont le magasin se distingue par un assortiment très varié, il en vient encore une grande quantité des autres villes adjacentes pour la durée de la saison. Les boutiques de Mrs. Bolzano, Steigerwald, Wirsching, Kralert et autres contiennent une grande abondance de quincaillerie, surtout celles des premiers et du dernier en objets de cristal.

6) Liste des malades.

Les feuilles de la liste des malades paraissent ou tous les jours ou tous les deux jours; cela dépend de la fréquence des nouveaux-arrivés, vers le milieu de la saison tous les jours. Elles sont distribuées alors chaque matin, pendant l'usage intérieur, à la boutique de Niedergesées. On s'abonne ordinairement pour la liste toute entière dont le prix est de 1 florin 30 Kreuzers jusqu'à 2 florins.

La liste des malades contient au premier feuillet les notices nécessaires à chaque malade et daus les feuillets suivans le nombre, les noms, les titres et les adresses de tous les malades, ainsique leurs logements à Kissingen, puis les noms des malades qui ont quitté les bains.

7) Poste aux lettres; vélocifères. Voitures à louer.

L'établissement des postes est dans un état qui répond à l'établissement de santé. La poste est située vis-à-vis du jardin de santé sur la route de Würzbourg.

Les arrangements pris pour les eaux de Kissingen de la part de la direction des postes à Würzbourg, relativement à l'arrivée et au départ des postes, des vélocifères et des chariots de bagage, sont publiés et affichés dans le vestibule, chaque année au commencement de la saison.

Les lettres arrivent tous les jours du sud, de l'est et de l'ouest de l'Allemagne et partent de même pour ces contrées.

Les vélocifères arrivent des différentes routes et partent tous les jours. Elles ne peuvent refuser, sous aucun prétexte, de reçevoir les étrangers.

Toutes les stipulations des postes royales de Bavière se rapportent à ces courses.

L'écurie de poste de Kissingen est obligée de tenir toujours prêt un certain nombre de chevaux pour pouvoir accélérer sur le champ le départ de chaque malade qui voudra partir par poste extraordinaire. Pour cela elle a les avantages d'une poste royale.

Plusieurs habitans de Kissingen possèdent aussi des calèches et des chevaux, en partie pour faire des promenades, et les prix en sont fixés; en partie pour des voyages étendus. Pour ce même but, il y a aussi tous les jours des fiacres de Schweinfurt, de Würzbourg et d'autres villes à Kissingen.

8) Titre valable des monnaies.

Le titre des monnaies généralement adopté à Kissingen est celui à raison de 24 fl. On compte et on paie par florins et par Kreuzers. La pièce de 10 Kreuzers en vaut douze, la pièce de 20 Kreuzers en vaut vingt-quatre.

Au reste presque toutes les monnaies en argent allemand et même plusieurs pièces d'or de l'étranger ont cours ici.

L'écu de convention . . .	à	2	florins	24	Kreuzers.
La couronne (Kronenthaler)	à	2	—	42	—
La demi-couronne . . .	à	1	—	20	—
L'écu de Prusse	à	1	—	45	—
Le tiers	à	»	—	35	—
Le ducat	à	5	—	36	—
ou	à 3 écus de Prusse et 6 gros.				
La pièce de 20 francs . .	à	9	florins	36	Kreuzers.
ou	à 5 écus de Prusse, 14 gros et 7 fenins.				
Le louisd'or	à	11	florins	12	Kreuzers.
ou	à 6 écus de Prusse et 12 gros.				
Le frédéricd'or	à	9	florins	56	Kreuzers.
même	à	10	florins	»	—
La guinée	à	12	florins	»	—

9) Chaussées de Kissingen.

Dans toutes les directions il y a des chaussées qui conduisent à Kissingen.

De *Gotha* par *Meinigen*, *Mellrichstadt*, *Neustadt Munnerstadt* à Kissingen.

De *Cassel* par *Fulda, Schlüchtern, Brückenau* à Kissingen.

De *Francfort s. M.* par *Aschaffenbourg*, *Rothenbuch*, *Lohr*, *Hammelbourg* à Kissingen; ce qui est la route la plus courte, ou d'*Aschaffenbourg* par *Würzbourg*, *Opferbaum*, *Poppenhausen* à Kissingen.

De *Mannheim*, *Heidelberg* par *Würzbourg*.

D'*Ansbach* par *Ochsenfurt*, *Würzbourg* à Kissingen.

De *Nuremberg* ou par *Kitzingen*, *Geibach*, *Schweinfurt*, *Poppenhausen* à Kissingen, ou par *Würzbourg*.

De *Baireuth*, *Bamberg* par *Ellwang*, *Hassfurt*, *Schweinfurt* à Kissingen.

Imprimerie de Stockmar & Wagner.

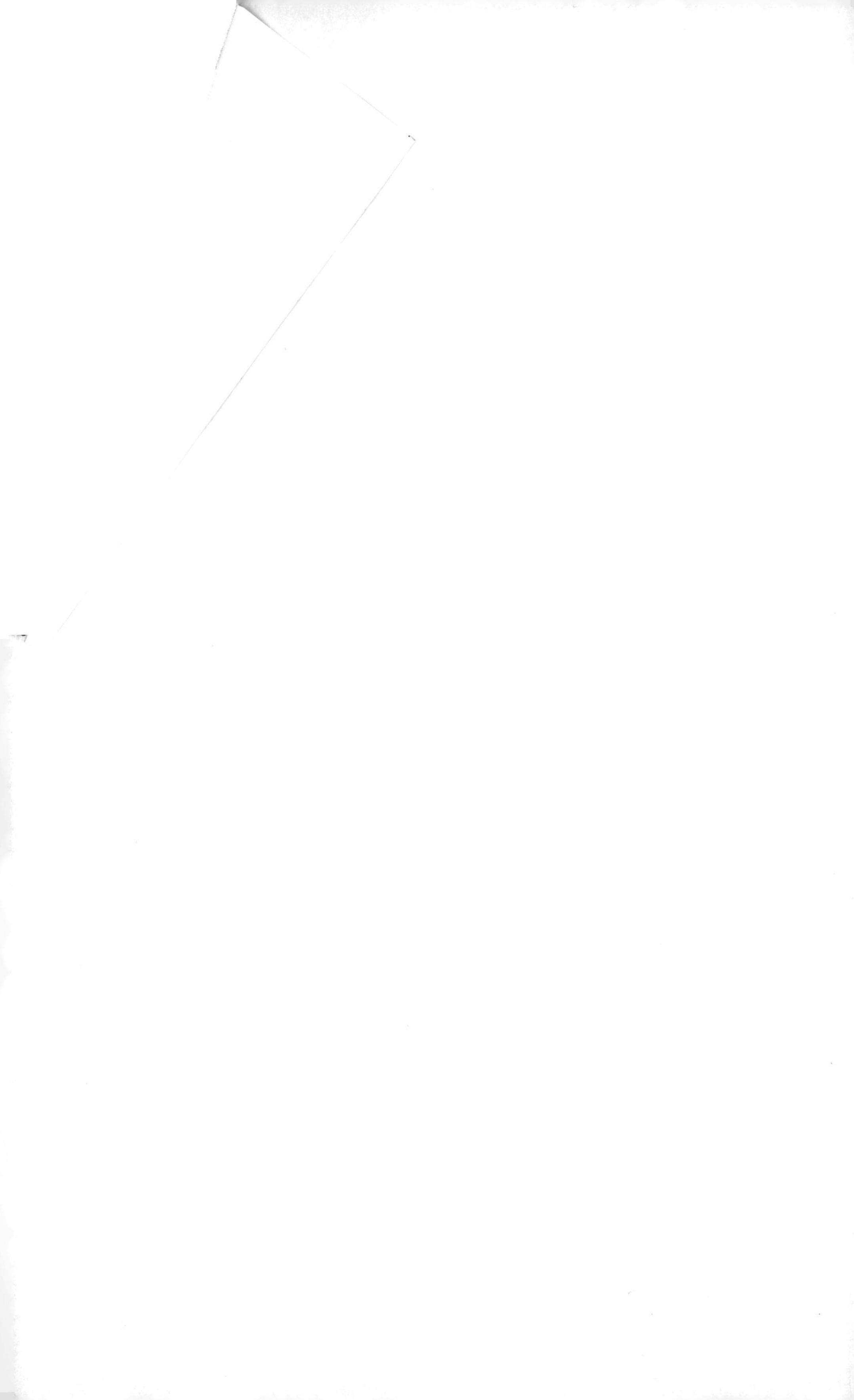